Richard Tobias

A ressonância magnética no diagnóstico da lombalgia

Richard Tobias

A ressonância magnética no diagnóstico da lombalgia

ScienciaScripts

COTAÇÃO

Este trabalho foi realizado principalmente durante o meu internato em radiologia. Gostaria de expressar a minha sincera gratidão aos meus professores, colegas e pessoal técnico que me apoiaram, orientaram e encorajaram ao longo dos meus estudos e especialmente durante este estudo.

Gostaria de agradecer à minha querida família e aos meus filhos, que são a "espinha dorsal" e os pilares da minha força - a sua perseverança e apoio permitiram-me atravessar os momentos difíceis e fáceis e ajudaram-me a alcançar os meus bons objectivos. Agradeço também a Deus pelas suas abundantes bênçãos.

Dr. Richard Tobias

ABREVIATURAS

AFB	Acid fast bacillus (Koch's bacillus)
Ax	Axial
CSF	Cerebrospinal fluid
CT	Computed tomography
DTPA	Diethylene triamine penta acetic acid
FSE	Fast spin echo
IVD	Intervertebral disc
L	Lumbar vertebra
LBP	Low back pain
LS spine	Lumbosacral spine
MR imaging	Magnetic resonance imaging (MRI)
PLL	Posterior longitudinal ligament
S	Sacral vertebra
SAG	Sagittal
STIR	Short tau inversion recovery
TE	Time to echo
TI	Inversion time
TR	Repetition time

CAPÍTULO 1 INTRODUÇÃO

Durante os vários milhares de milhões de anos da história evolutiva da Terra, os mamíferos eram essencialmente quadrúpedes. À medida que os bípedes evoluíram, ou desenvolveram uma cauda grande e membros superiores hipoplásicos (por exemplo, o Tyrannosaurus rex e o canguru), ou a evolução culminou em hipoplasia da cauda e membros superiores bem desenvolvidos (por exemplo, primatas não humanos e humanos). Na espécie humana, esta postura adquirida há relativamente pouco tempo resultou numa cifose lombossacra pronunciada e noutras características anatómicas compensatórias, como a forma de cunha posterior do corpo vertebral de L5. Estes mecanismos de compensação são inadequados a longo prazo na vida humana. A postura erecta também leva a um aumento do peso, o que coloca uma tensão crescente na junção lombossacra e nas áreas sobrejacentes. Estes factores conduzem a um envelhecimento acelerado e a alterações degenerativas, que são a causa mais comum de lombalgia.[1]

É provável que as doenças degenerativas da coluna vertebral venham a fazer parte da sociedade moderna num futuro próximo.[1] A nível mundial, 1 em cada 3 pessoas sofre de lombalgia. A prevalência ao longo da vida é de 60-90% e nenhum grupo populacional parece estar imune.[2]Os exames imagiológicos da coluna vertebral L-S são realizados para obter informações anatómicas precisas que ajudam a fazer ou a confirmar um diagnóstico clínico, permitindo assim uma terapia mais específica.[3] A capacidade de visualizar a anatomia e a patologia da coluna vertebral de forma direta e não destrutiva tem aumentado constantemente desde a descoberta dos raios X há quase 100 anos.[4]Os raios X convencionais e a mielografia estão connosco há um século, mas atualmente estas duas técnicas foram quase completamente substituídas pela TC e pela RMN para as doenças da coluna vertebral.[3] A imagiologia por RM é atualmente o padrão de excelência para a avaliação da coluna vertebral e da medula espinal Doença.[5] A RM é utilizada por rotina para avaliar toda a coluna lombar em vários planos e é o único exame que permite visualizar simultaneamente a coluna óssea, os tecidos moles extradurais (disco, músculos para-espinhosos, raízes nervosas que saem) e as estruturas intradurais (medula espinal, conus medullaris e raízes nervosas intratecais). A RM fornece informações mais completas sobre a maioria destas estruturas do que a TC, sem ou com meio de contraste intratecal, ou a mielografia.[6]

Este livro analisa os dados recolhidos ao longo de um ano civil para compreender a utilidade e explorar a gama de resultados obtidos na RM para a avaliação de doentes da coluna lombar.

As várias causas da dor lombar incluem geralmente:[7]

- Estenose espinal - congénita e degenerativa (mais comum)
- Neoplasia - primária ou metastática
- Infeção
- Trauma
- Processo inflamatório ou artrítico

CAPÍTULO 2 . REVISÃO DA LITERATURA
- o que sabemos até agora
ANATOMIA DA COLUNA VERTEBRAL LOMBOSSACRA

A unidade funcional básica da coluna *vertebral* é o *segmento de movimento da coluna vertebral,* que consiste nas metades vizinhas de duas vértebras, no disco intervertebral entre elas e nas articulações facetárias. Os ligamentos de suporte, os músculos, os vasos sanguíneos e as estruturas neurais que os acompanham também fazem parte desta unidade. É melhor descrito como um "segmento de movimento", uma vez que a sua principal função é proporcionar movimento, para além de suportar a carga e proteger a medula espinal e as raízes nervosas.[8]

Vértebras lombares

A coluna lombar é constituída por cinco vértebras. Cada vértebra lombar pode ser dividida em três grupos de elementos funcionais. Os elementos anteriores são constituídos pelo corpo vertebral, os elementos de ligação intermédios são constituídos pelos pedículos e os elementos posteriores são constituídos pelas lâminas, processos articulares, processos espinhosos, processos transversos, processos mamilares e processos acessórios. [2, 9]

O tamanho dos corpos vertebrais lombares aumenta progressivamente de L1 a L4. O corpo vertebral de L5 pode ser ligeiramente mais pequeno do que o de L4. As superfícies posteriores de L1 a L3 têm uma concavidade axial no centro, enquanto podem ser planas ou convexas em L4 e 5. [10] A placa terminal superior (cartilaginosa) de todas as vértebras lombares é reta ou apresenta uma ligeira depressão simétrica, enquanto as placas terminais inferiores, em especial as de L3, 4 e 5, apresentam uma indentação parassagital emparelhada ligeiramente mais pronunciada, conhecida como contorno do arco do cupido.[11] Os corpos vertebrais suportam a carga compressiva do peso do corpo e também a carga causada pela contração dos músculos das costas.

As articulações facetárias ou articulações zigapofisárias estão localizadas num plano oblíquo que muda a sua orientação de L1 para S1. Parte da faceta está orientada num ângulo de cerca de 45 graus em relação ao plano sagital, enquanto o resto está quase num plano coronal. As articulações facetárias são verdadeiras articulações sinoviais que guiam e limitam o segmento de movimento com a ajuda dos ligamentos. Estas articulações têm dois movimentos principais, principalmente a translação (deslizamento) e a distração (abertura).[8]

O canal vertebral é um espaço tubular formado anteriormente pelos corpos vertebrais empilhados, lateralmente pelos pedículos, posterolateralmente pelas lâminas e posteriormente pela base do processo espinhoso. No lado inferolateral de cada vértebra encontram-se os forames neurais em forma de buraco de fechadura (quando vistos sagitalmente) de ambos os lados, que são formados pelo arco vertebral superiormente, o canal semicircular da vértebra seguinte inferiormente, as facetas posteriormente e a DIV anteriormente.[7] A medula espinal e a cauda equina estão localizadas no interior e protegidas pelo canal espinal ósseo, enquanto as raízes nervosas e as estruturas associadas passam através do forame neural em cada nível.

Sacro

O sacro é formado pela fusão de cinco vértebras sacrais. O canal vertebral tem uma secção transversal triangular-ovoide. Os forames neurais do sacro situam-se lateralmente com um canal ântero-posterior por onde passam os nervos sacrais correspondentes.

Disco intervertebral

O disco intervertebral (DIV) é constituído por três partes: as placas terminais cartilaginosas, o anel fibroso (zona periférica) e o núcleo pulposo (zona central).[12]

O núcleo pulposo é constituído por uma matriz de proteoglicanos que ligam uma quantidade considerável de água (90 % num recém-nascido, diminuindo para 70 % numa pessoa de 70 anos). O anel fibroso é constituído por lamelas concêntricas de fibras de colagénio que estão alinhadas paralelamente e num ângulo de 65 graus em relação à vertical. A direção da inclinação muda nas lamelas sucessivas.[13] Para além da sua cápsula, o disco intervertebral adulto saudável não é irrigado com sangue. Por conseguinte, é alimentado por um líquido tecidular, que entra por osmose durante a noite, quando a pressão sobre o disco é relativamente baixa.[8]

O complexo discovertebral é formado por derivados mesodérmicos e restos notocordais. Uma faixa horizontal que atravessa o corpo vertebral marca o local de fusão dos somitos e a posição da veia basivertebral fechada.[14]

Ligamentos da coluna vertebral

A principal função dos ligamentos é impedir o movimento excessivo; juntamente com as cápsulas facetárias, também fornecem ao sistema nervoso central informações sobre a postura e o movimento.[15] Dos vários ligamentos, o ligamento amarelo é de particular importância cirúrgica. Reveste a parede posterior lisa do canal espinal ósseo; é constituído por uma porção interlaminar elástica espessa, uma porção intra-articular fibrosa e termina lateralmente como um ligamento fibroso. Imediatamente a seguir ao ligamento fibroso, existe um recesso através do qual a sinóvia da articulação facetária pode inchar e pressionar o nervo espinal quando este passa pelo forame intervertebral. O ligamento amarelo ajuda a restabelecer a posição vertical após a flexão para a frente e exerce uma tração constante sobre a cápsula facetária anterior para evitar um beliscão doloroso.[8]

Músculos da coluna vertebral

O movimento da coluna vertebral é controlado por três camadas musculares: a camada superficial é constituída pelo trapézio, o grande dorsal e a parte lombar do glúteo máximo, todos eles envolvidos no movimento das extremidades. A camada intermédia seguinte, geralmente designada por eretor da espinha, tem uma função multi-segmentar. A camada mais profunda é de maior interesse para o segmento locomotor e consiste principalmente no complexo e importante multífido e nos interespinhosos e intertransversos, um pouco mais pequenos e menos importantes.[8]

Suprimento sanguíneo e compartimento extradural da coluna lombar

As quatro artérias lombares superiores emparelhadas originam-se da aorta descendente, enquanto a quinta origina-se da artéria sacral média. Ao atingir o forame intervertebral, cada artéria lombar divide-se em vários ramos externos e internos que irrigam os vários componentes da coluna lombar.[16]

A coluna lombar é circundada por vários canais e plexos venosos que se abrem para as veias lombares ascendentes. O plexo venoso de Batson é uma confluência de veias sem válvulas que correm longitudinalmente no interior e na superfície dorsal da membrana peridural e entram nos corpos vertebrais em vários pontos. Este sistema funciona como uma espécie de reservatório que estabiliza a pressão e, em certa medida, a quantidade de sangue em todo o sistema venoso periférico.[17]

A membrana peridural envolve todo o canal ósseo. É um análogo do periósteo, mas mais fino e delicado. Está ligada às faces inferiores do ligamento amarelo e à PLL profunda. Juntamente com a PLL, está ligada aos bordos do complexo disco-ânulo, impedindo assim a propagação da infeção do corpo vertebral para o espaço epidural.[17]

Os ligamentos de Hoffman são ligamentos em forma de fio que se estendem entre a dura-máter e a camada superficial da PLL. Eles mantêm a dura-máter perto das vértebras caudalmente à medida que a criança cresce.[17]

Inervação neural da coluna lombar

Todas as estruturas da coluna lombar, possivelmente com exceção da dura-máter, são inervadas por pelo menos dois, mas geralmente três nervos segmentares.[8] Esta inervação multisegmentar conduz a uma distribuição extensa e variável da dor de referência. A cadeia simpática, através do ramo cinzento comunicante, une-se ao ramo do nervo espinal misto para formar o nervo sinuvertebral recorrente. Este inerva o disco intervertebral em três níveis, a PLL, a articulação facetária e a dura-máter anterior. O nervo espinal misto também fornece ramos directos à cápsula e ao disco intervertebral.

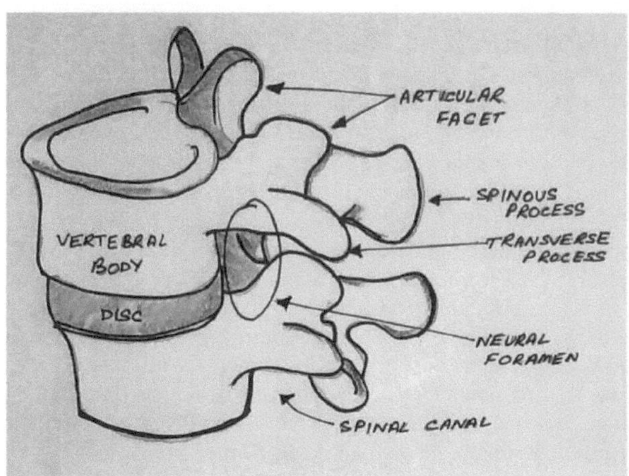

Anatomia da coluna lombar

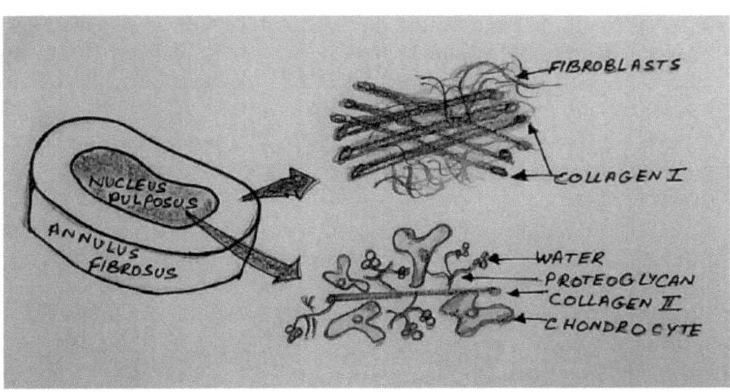

Estrutura molecular do disco intervertebral normal

FISIOPATOLOGIA DA DOR LOMBAR

Entre os vários movimentos que ocorrem no segmento de movimento da coluna vertebral, o disco não está bem concebido para suportar as forças associadas à flexão para a frente e ao binário axial sustentado.[18] Foi referido que o anel fibroso pode suportar apenas 13 Nm de flexão para a frente, enquanto os movimentos associados a cargas de elevação ligeiras (35 kg) a pesadas (90 kg) podem variar entre 150 e 400 Nm.[19] Embora o disco possa ser torcido até 12 graus antes de ocorrer uma falha evidente, o dano inicial começa aos 3 graus.[8] Se os elementos posteriores estiverem intactos, protegem a coluna vertebral e o anel fibroso dos danos causados por estas forças.

Quando os discos intervertebrais são comprimidos com grandes forças da ordem dos 10.000 Nm (geradas pelos músculos das costas durante o levantamento de pesos), uma placa terminal vertebral sofre uma rutura típica.[20] Este facto desencadeia o processo de destruição interna do disco, que leva a uma perda de altura do disco e a uma reabsorção isolada do mesmo.[2]

O modelo atualmente mais abrangente para a dor lombar baseia-se no "modelo em cascata degenerativo" de Kirkaldy - Willis.[21] Os microtraumas repetidos levam a alterações degenerativas no "complexo de três articulações" da faceta do disco intervertebral, que causam a dor lombar. O modelo em cascata divide o processo em três fases:

- **Fase I** - disfunção (sinovite das articulações facetárias e degenerescência da cartilagem; rupturas anulares do disco intervertebral com libertação de substâncias inflamatórias e isquémia local; hipertonia muscular segmentar e alongamento dos ligamentos)
- **Fase II** - instabilidade (aumento do desgaste da cartilagem com laxidez capsular; aumento das lacerações e rupturas do disco intervertebral; aumento da carga ligamentar).
- **Fase III** - estabilização (perda de cartilagem articular e redução do espaço articular com fibrose periarticular e formação de osteófitos; reabsorção e fibrose do disco com perda da altura do disco; estenose do canal central/lateral; hipertrofia e calcificação do ligamento amarelo; cicatrização da raiz nervosa).

Apresentação clínica

Os primeiros sintomas são geralmente dores nas costas, que são relativamente inespecíficas e podem levar a um diagnóstico tardio.[22] Os doentes sofrem frequentemente de fadiga, dor, dormência e fraqueza nas pernas, por vezes vários meses ou anos após o início da dor nas costas. Um traumatismo ligeiro pode exacerbar os sintomas, o que pode levar a um diagnóstico mais precoce. Classicamente, os sintomas da estenose do canal lombar começam ou pioram com o início da marcha ou da posição de pé e desaparecem rapidamente quando se está sentado ou deitado.

Os sinais e sintomas de claudicação intermitente neurogénica devem ser diferenciados da claudicação secundária a doença oclusiva aterosclerótica dos vasos iliofemorais. Os doentes com claudicação vascular sentem alívio mesmo em repouso e podem quantificar com muita precisão a distância que conseguem percorrer antes do regresso dos sintomas. No entanto, ao contrário da claudicação devida à compressão da cauda equina, a claudicação vaso-oclusiva não ocorre normalmente com alterações posturais e os doentes têm outros sinais de doença vascular periférica.

OPÇÕES DE IMAGIOLOGIA

Existe uma vasta gama de exames imagiológicos disponíveis para avaliar a coluna lombar. Uma avaliação óptima e rentável não depende da utilização de vários exames diferentes, mas sim da utilização de um número limitado de exames que sejam mais adequados para o problema clínico específico.[6] A prática médica apoia a utilização de um exame imagiológico na avaliação de um doente com ciática quando

- Estão presentes sintomas radiculares genuínos
- forem detectados sinais de irritação da raiz nervosa durante o exame físico (por exemplo, teste positivo para levantar a perna esticada), e
- Se o tratamento conservador não aliviar os sintomas após 4 a 6 semanas.[23, 24]

Estão disponíveis várias análises de imagem para a avaliação da dor lombar:
Imagens simples de raios X

As radiografias de rotina da coluna vertebral proporcionam a visão mais rápida, mais barata e melhor da anatomia óssea, mas fornecem pouca informação sobre os tecidos moles da coluna vertebral.[6] Não é necessária em todos os doentes que apresentem sintomas de dor na coluna lombar, especialmente se estes forem benignos e melhorarem com a terapêutica conservadora. Os estudos demonstraram que, na maioria dos casos, as vistas AP e lateral são suficientes e que as vistas oblíquas e cónicas não fornecem muitas informações novas. Os tomogramas convencionais de raios X foram praticamente substituídos por tomografias computorizadas de alta resolução. Em comparação com as tomografias computorizadas, estas fornecem apenas informações de diagnóstico muito limitadas e expõem o doente a uma dose de radiação mais elevada.[6]

Mielografia

Até ao início dos anos 80, a mielografia era o método mais importante para o diagnóstico de doenças que afectam a medula espinal, as raízes nervosas, o esófago ou a DIV.[6] Trata-se de um procedimento invasivo que, ocasionalmente, provoca reacções adversas ao meio de contraste intratecal. Em comparação com a TC ou a RM, a mielografia tem uma baixa especificidade de diagnóstico. No entanto, existem algumas indicações para a mielografia em combinação com a mielografia por TC (por exemplo, para a deteção de padrões de fluxo de LCR no canal espinal). Também é útil quando a TC ou a RM são duvidosas ou contra-indicadas.

TC

A tomografia computorizada (TC) é o primeiro método não invasivo a ser utilizado para o diagnóstico de hérnias da DIV e tem uma sensibilidade de cerca de 80-95%.[25] As anomalias intratecais, especialmente no cone e na cauda equina, podem ser bem visualizadas com a mielografia por TC. Também foi demonstrado que os exames de TC de alta resolução são mais exactos do que a mielografia na avaliação da coluna vertebral no pós-operatório.[26] Uma das desvantagens da TC é o facto de apenas um segmento limitado da coluna vertebral poder ser eficazmente examinado, uma vez que têm de ser efectuados vários cortes axiais finos. A TC, com o seu excelente pormenor ósseo e um contraste bastante bom dos tecidos moles, pode ser utilizada quando a RM não está disponível ou está contra-indicada.

RMN

A ressonância magnética, mais tarde mais conhecida como imagem por ressonância magnética (IRM), foi introduzida em 1982 como uma ferramenta de imagiologia esotérica para investigação. Após a sua introdução na prática clínica, ganhou rapidamente aceitação devido à sua capacidade de obter imagens das estruturas do corpo, em particular do sistema nervoso central e da coluna vertebral, em múltiplos planos sem a utilização de radiação ionizante, ao seu contraste superior com os tecidos moles e à sua capacidade de obter imagens do fluxo sanguíneo sem a administração de agentes de contraste.[27] A RM fornece uma vasta gama de informações novas e únicas sobre a coluna vertebral, resultantes de alterações características na intensidade do sinal. Ao utilizar diferentes sequências de impulsos, os padrões de intensidade de sinal nas imagens de RM ponderadas em T1 e T2 ajudam a identificar e a caraterizar as anomalias. Desta forma, as lesões são identificadas não só através da deteção de deformações ou destruições anatómicas (como nos exames de imagem convencionais), mas também através da identificação de alterações fisiológicas e bioquímicas que causam alterações de sinal na RM.[6]

Outros exames imagiológicos

Atualmente, **a discografia** e os procedimentos vasculares, como a venografia e a arteriografia epidural, raramente são realizados.

A cintigrafia óssea com radionuclídeos é o método mais sensível para a deteção precoce de doenças neoplásicas ou inflamatórias.[28] No entanto, tem uma baixa resolução espacial e uma baixa especificidade para as doenças. Como a dose de radiação é bastante baixa e todo o esqueleto pode ser fotografado de uma só vez, a cintigrafia óssea com radionuclídeos é ideal como técnica de rastreio.[29]

A ecografia tem uma utilidade limitada na avaliação da coluna vertebral, uma vez que os ultra-sons não penetram no osso. Pode ser utilizada na coluna vertebral fetal não articulada e em doentes cujos elementos posteriores são defeituosos ou foram removidos cirurgicamente. A ecografia intra-operatória após a laminectomia ajuda a determinar a localização e a extensão dos tumores e quistos da medula espinal para orientar a remoção cirúrgica.

RESSONÂNCIA MAGNÉTICA DA COLUNA LOMBOSSACRA NORMAL

Vantagens da RMN
- Realização do procedimento em ambulatório
- Não invasivo
- Sem exposição a radiações ionizantes
- Excelentes pormenores nos tecidos moles
- Imagens multiplanares directas com boa resolução
- Visualização de elementos neuronais intratecais
- Extremamente sensível às alterações da medula óssea

Desvantagens da RMN
- Claustrofobia (soluções - sedação, aconselhamento pré-procedimento, sistemas magnéticos abertos de RMN)
- Tempo de exame mais longo do que a TC
- Relativamente mais caro do que a TC

Contra-indicações
- Doentes com pacemaker ou desfibrilhador
- Implantes cocleares e oculares. Alguns clips para aneurismas intracerebrais
- Implantes ferromagnéticos
- Os implantes não ferromagnéticos na proximidade da coluna vertebral podem produzir artefactos.

Tecnologia

As imagens de RM são geradas utilizando ondas de rádio de uma frequência de rádio específica (RF), que são pulsadas no corpo depois de o doente ter sido colocado num forte campo magnético externo (o íman de RM). Os núcleos atómicos (principalmente o hidrogénio) absorvem energia e alinham-se ao longo do campo magnético num estado de alta energia. Quando o impulso de RF termina, os núcleos excitados libertam energia, dependendo das propriedades T1 e T2 do tecido.[3]

Tradicionalmente, as técnicas de RM para a coluna lombossacra incluem pelo menos duas vistas ortogonais utilizando uma sequência ponderada em T1 (TR curto / TE curto) spin eco ou gradiente eco. Também são utilizadas imagens ponderadas em T2, que têm um efeito de mielograma do LCR e são utilizadas para avaliar a hidratação do disco e a suspeita de osteomielite. As bobinas de superfície são obrigatórias para obter uma resolução adequada para a delineação de anomalias nas diferentes regiões da coluna vertebral. Estas bobinas têm uma elevada relação sinal/ruído (SNR).[4] As mais recentes sequências de imagens rápidas proporcionam um contraste suficiente entre os tecidos de interesse e tempos de exame mais curtos.

Anatomia normal da coluna lombar por RM

As *placas terminais da coluna vertebral* podem ser reconhecidas tanto nas imagens ponderadas em T1 como em T2 como linhas com baixa intensidade de sinal, o que indica uma densidade de protões móveis relativamente baixa.[4]

Nas imagens ponderadas em T1, a parte central do *disco apresenta* uma intensidade de sinal ligeiramente reduzida em comparação com a parte

periférica, que representa as camadas exteriores do anel fibroso e a sua

confluência com os ligamentos longitudinais. Nas sequências spin eco

ponderadas em T2, o disco normal apresenta uma região central com sinal

elevado e uma região periférica com sinal reduzido. Estas intensidades de sinal

estão relacionadas com o grau de hidratação dos vários componentes do

colagénio, distribuição e agregação dos proteoglicanos. Em imagens mais

ponderadas em T2, observa-se em doentes com mais de 30 anos uma área

variável de sinal diminuído na parte central do disco (semelhante à discografia),

denominada lacuna intranuclear.[30] Isto representa uma área de fibrose

aumentada.

Nas sequências spin-eco ponderadas em T1, a porção hematopoiética esponjosa das *estruturas ósseas* tem uma intensidade de sinal intermédia, entre a gordura paraespinal e o músculo. Os sinais tornam-se mais brilhantes com o aumento da idade, o que se deve a um aumento dos depósitos lipídicos (remodelação da medula) que ocorrem frequentemente em torno das veias basilares.[31]

Embora as facetas e as articulações entre elas possam ser vistas no plano sagital, são melhor visualizadas no plano axial. A cartilagem, que pode ser vista nas imagens de eco de rotação, é melhor visualizada nas imagens de eco de gradiente como um sinal melhorado em contraste com o sinal reduzido do osso cortical.[32]

As estruturas ligamentares aparecem geralmente com uma intensidade de sinal reduzida, com exceção do ligamento amarelo, que tem uma intensidade de sinal mais elevada do que o ligamento amarelo.

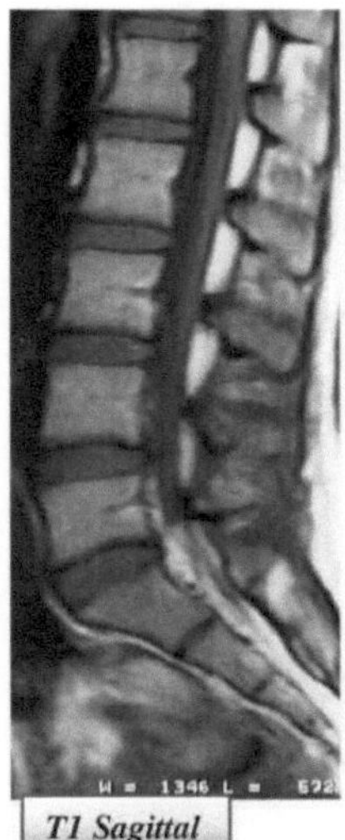

T1 Sagittal

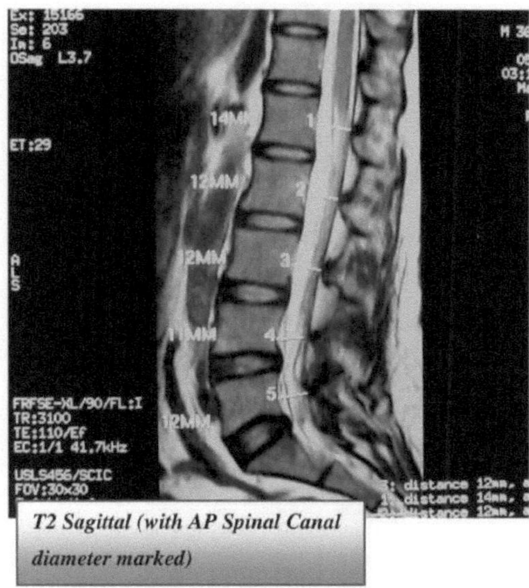

T2 Sagittal (with AP Spinal Canal diameter marked)

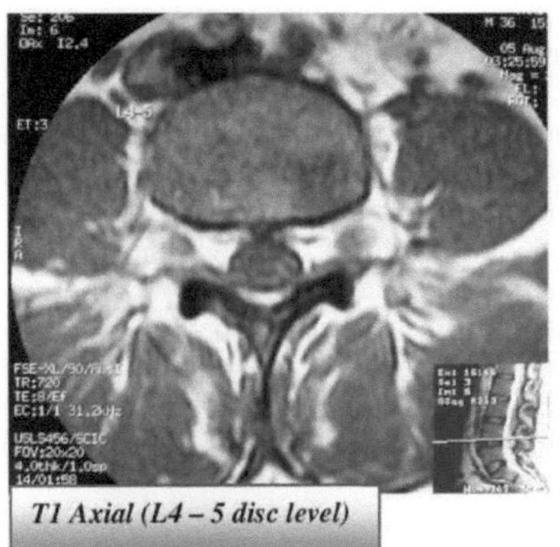

T1 Axial (L4 – 5 disc level)

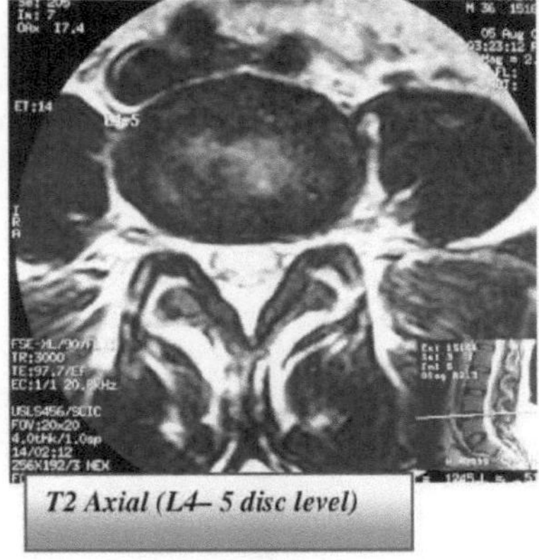

T2 Axial (L4– 5 disc level)

Imagens de RM representativas da coluna vertebral L-S

CAUSAS DE LBP E SUAS CARACTERÍSTICAS IMAGIOLÓGICAS
Doença degenerativa do disco

A doença degenerativa do disco é a causa mais importante da estenose espinal adquirida. Trata-se de um processo contínuo que é detectado na autópsia em 97% dos adultos com mais de 49 anos.[33] Um dos principais factores do processo degenerativo é atribuído a uma difusão deficiente de nutrientes, oxigénio e produtos residuais através do disco avascular.[34] Sabe-se que a própria placa terminal sofre esclerose e calcificação lentas, o que leva à contração dos poros da lâmina cribrosa e, consequentemente, a uma redução da área de superfície total disponível para difusão. O ambiente ácido resultante prejudica a biossíntese e a viabilidade das células do disco. O disco perde também a sua capacidade de ligação à água, o que provoca fissuras e perda de altura.[35] Para além dos factores nutricionais e mecânicos que desempenham um papel na degenerescência do disco, são também responsáveis factores genéticos e sistémicos, como as doenças sistémicas do colagénio e o tabagismo.[34]

[36][37]As alterações degenerativas do disco intervertebral, que conduzem a uma deslocação interna do disco e a uma perda de estabilidade do segmento de movimento da coluna vertebral, são apontadas como uma das causas das dores lombares. Para além disso, a interrupção das fibras anulares exteriores, que são fornecidas por terminações nervosas livres, é também uma causa de dores lombares.[38] Num estudo prospetivo publicado em 1995, foi encontrada uma excelente correlação entre a RM e os achados clínicos relativamente à altura e ao tamanho do disco herniado.[39]

A intensidade de sinal reduzida de um núcleo pulposo degenerado na RM deve-se a alterações na hidratação global e no estado da água na DIV.[40] Pensa-se que um disco gravemente degenerado que apresenta uma diminuição da intensidade de sinal na sequência de spin eco ponderada em T2 tem uma região linear de sinal elevado que representa líquido livre nas fissuras ou fendas do complexo degenerado.[41] O fenómeno de vácuo (devido à fuga de gás para as cavidades de um disco gravemente degenerado com protrusão discal pronunciada, mas geralmente sem falha do núcleo.[42]) e as calcificações são mostradas nas imagens de spin eco como áreas com sinais vazios.

[43]As alterações da intensidade do sinal na *medula óssea junto às placas terminais dos discos degenerativos* são frequentemente observadas nas imagens de RM. Existem três formas principais.[44]

- As alterações **do tipo I** (edema), encontradas em cerca de 4% dos doentes submetidos a RM por doença da coluna lombar, são vistas como uma diminuição da intensidade do sinal nas imagens ponderadas em T1 e um aumento da intensidade do sinal nas imagens ponderadas em T2. [45]Estas alterações são semelhantes aos achados de RM na osteomielite vertebral, com a diferença de que a infeção também afecta os discos intervertebrais e apresenta uma intensidade de sinal e uma configuração anormalmente elevadas nas imagens ponderadas em T2.

- **As alterações do tipo II** (alterações gordurosas) também ocorrem em cerca de 30% dos discos tratados com quimopapaína e podem ser consideradas um modelo de degeneração discal aguda. As alterações do tipo II caracterizam-se por um aumento da intensidade do sinal nas imagens ponderadas em T1 e por um sinal iso ou ligeiramente hiperintenso nas imagens ponderadas em T2. Observou-se que as alterações do tipo I fazem a transição para o tipo II, enquanto as alterações do tipo II parecem permanecer estáveis.[4]

- As alterações **do tipo III** (alterações escleróticas) caracterizam-se por uma redução da intensidade do sinal nas imagens ponderadas em T1 e T2.[46]

Imagiologia das consequências da degenerescência

Uma classificação uniforme é essencial para a comparação dos resultados da investigação e para um diagnóstico uniforme e tratamento adequado das doenças do disco intervertebral. Para este fim, foi proposta uma classificação geral das doenças do disco que tenta conciliar os modelos morfológico e patológico-anatómico.[47] Neste sistema, as lesões discais são divididas nas seguintes categorias: congénitas; inflamatórias/infecciosas; neoplásicas; degenerativas/traumáticas.

As diferentes doenças degenerativas incluem Rutura do ligamento anular, fratura (protrusão, extrusão) e degeneração (espondilose deformante, osteocondrose intervertebral).

Uma ***protrusão anular é*** o resultado de degeneração com um anel grosseiramente intacto, que é reconhecido como uma extensão geral da margem do disco para além do bordo da placa vertebral.[48] As margens posteriores de L5 - S1 e L4 - 5 podem ser normalmente planas ou convexas e, por conseguinte, não devem ser confundidas com uma protrusão.[49]

Foi demonstrado que as grandes protrusões discais são sempre acompanhadas por ***lacerações anulares,*** que podem ser divididas em três tipos:[50]

- **Tipo I** (fissura concêntrica) - um espaço cheio de líquido entre os discos anulares.

- **Tipo II** (fissuras radiais) - Fissuração de todas as camadas anulares.

- **Tipo III** (lacerações transversais) - rutura das fibras de Sharpey.[51] Estas roturas podem ser observadas em imagens de RM sagitais ponderadas em T2 como uma zona de alta intensidade (HIZ) no anel fibroso posterior e intensificam-se em imagens ponderadas em T1 após a administração de gadolínio, presumivelmente devido ao crescimento de tecido cicatricial na rotura (tentativa de cicatrização do organismo).[38,52]

[47]***A hérnia discal (***sinónimo de hérnia do núcleo pulposo) é definida como uma deslocação focal do material nuclear, anular ou da placa terminal para além das margens periféricas normais do disco, delimitadas pelas margens das placas terminais do corpo vertebral. Uma deslocação crónica e localizada do material discal acompanhada de osteófitos marginais e localizados do corpo vertebral continua a ser considerada uma hérnia discal. O termo hérnia ***discal***

generalizada *é* ***utilizado*** *quando a* ***deslocação do material discal*** *é* superior a 50% (180 graus) da circunferência do disco. A deslocação ***localizada*** no plano axial pode ser descrita como ***focal***, o que significa que menos de 25% da circunferência do disco é afetada, ou ***generalizada***, o que significa que entre 25 e 50% da circunferência do disco é afetada.

Uma hérnia posterior focal pode ocorrer centralmente (linha média), posterolateralmente/paracentralmente (zona de recesso lateral), foraminalmente (zona do pedículo) ou extraforaminalmente (muito lateralmente), sendo a hérnia posterolateral a mais comum (provavelmente devido ao facto de o anel ser mais fraco nessa zona).[53,54,55] Uma hérnia central ou centrolateral desloca ou oblitera o coxim adiposo epidural, que é normalmente empurrado para um ponto acima do disco e comprime o saco dural e as raízes nervosas descendentes.[49] A hérnia também pode ocorrer sem uma anomalia associada do saco dural ou das raízes nervosas se a gordura epidural for espessa ou se o canal espinal for espaçoso (particularmente na região L5-S1, onde a gordura à frente do saco dural pode ter mais de 1 cm de espessura). Numa hérnia foraminal, o gânglio da raiz espinal e o nervo espinal que sai podem ser comprimidos.

Uma ***protrusão discal é*** uma herniação de material nuclear através de um defeito no anel fibroso que causa uma expansão focal e angular do bordo do disco. Algumas das fibras do complexo PLL do anel externo podem permanecer intactas, criando uma linha de intensidade de sinal reduzida que delineia a herniação do disco.

Uma ***extrusão discal*** é uma herniação importante através de um defeito no complexo anelar PLL e normalmente já não está confinada pelo complexo, mas permanece ligada ao espaço discal original através de um talo de material nuclear, ao contrário de um fragmento livre. O disco extrudido também pode migrar cranialmente ou caudalmente.

A base (ao nível do bordo do disco) de uma saliência tem o maior diâmetro em comparação com o resto da saliência, pelo que a base do disco extrudido é sempre mais curta do que o maior diâmetro da saliência.

Um fragmento livre ou ***disco sequestrado é*** definido como uma herniação através de um defeito de espessura total no complexo anel PLL que já não está ligado ao disco superior.[4] Este fragmento livre pode ser anterior ou posterior ao PLL ou, raramente, intradural. Tanto os discos extrudidos como os fragmentos livres podem apresentar um aumento da intensidade de sinal nas imagens ponderadas em T2.[48] Os fragmentos livres podem causar erosão óssea, especialmente no recesso lateral, onde podem simular uma neoplasia.

A degeneração discal também pode ser classificada qualitativamente em imagens de RM sagital ponderadas em T2, com base no método de Pfirrmann:

- Grau I: núcleo pulposo homogeneamente hiperintenso com fibras exteriores hipointensas em forma de anel.
- Grau II: O núcleo pulposo não é homogéneo com bandas horizontais, menos intensas.

- Grau III: As partes interiores do disco não são homogéneas com sinais intermédios.
- Grau IV: A distinção entre o disco interno e externo perdeu-se,
- Grau V: O disco intervertebral colapsou.

A utilização de um agente de contraste paramagnético (gadolínio DTPA) é útil na avaliação de hérnias discais recorrentes a partir de tecido cicatricial em casos pós-operatórios.[56] Na fase inicial (15 minutos após a injeção) há um realce consistente da fibrose peridiscal e na fase tardia (30 minutos após a injeção) há um realce variável do disco degenerado ou herniado. Os discos intervertebrais normais geralmente não melhoram.

Uma fratura numa placa terminal do corpo vertebral pode fazer com que o material nuclear migre para cima ou para baixo e cause uma fratura intravertebral conhecida como herniação intra-esponjosa ou nódulo de *Schmorl*. [57, 58] A intensidade do sinal do nódulo de Schmorl é baixa a elevada em imagens ponderadas em T2 e baixa em imagens T1 com realce homogéneo ou periférico após injeção de gadolínio.[59, 60]

Embora o complexo de sintomas e o aspeto imagiológico de uma hérnia discal possam ser característicos, é necessário ter sempre em conta determinados diagnósticos diferenciais. A fibrose epidural, o abcesso epidural, os quistos durais e aracnóides e as neoplasias inta e extradurais podem ter um aspeto semelhante, especialmente quando comparados com um fragmento de disco sequestrado. Nestas situações, o gadolínio-DTPA pode ser útil, uma vez que a porção central avascular de uma hérnia discal ou quisto não deve ser realçada.[4]

Em doentes não operados, o realce à volta da hérnia discal após DTPA com gadolínio representa um espetro de processos reparadores normais, incluindo tecido de granulação e vascularização do bordo do disco, que alguns patologistas consideram ser o único sinal fiável de uma hérnia discal.[61] Esta acumulação pode representar uma porção significativa da massa de uma hérnia discal.

O tecido cicatricial pode absorver ou digerir o material do disco prolapsado, fazendo com que os sintomas desapareçam com o tempo e reduzindo o tamanho dos fragmentos do disco.[62]

Outras lesões degenerativas do disco

A espondilose deformante e a osteocondrose intervertebral são as outras lesões discais degenerativas mencionadas na classificação geral das lesões discais. A espondilose deformante refere-se a uma combinação de alterações na periferia da DIV associadas a alterações no anel fibroso.[63] De acordo com a hipótese de Schmorl, o colapso do anel fibroso periférico na sua inserção na margem vertebral anterior leva a uma tensão alterada do ligamento longitudinal anterior, resultando na formação de osteófitos. A RM mostra alterações gordurosas ou semelhantes a edemas na medula da margem vertebral anterior.[58] A osteocondrose intervertebral é um termo comum para uma doença degenerativa (dessecação, fissura, fissuração, perda de altura do disco intervertebral) do núcleo pulposo.[63]

Na imagiologia por RM, a medula óssea subcondral anormal pode apresentar padrões de intensidade de sinal diferentes nestes casos (como já foi referido).[44,64]

CAUSAS NÃO DISCOGÉNICAS DE DORES NAS COSTAS

Mesmo que não haja hérnia discal, uma combinação de crescimento excessivo das facetas e formação de osteófitos nas placas terminais das vértebras pode levar à estenose do canal espinal, o que causa dor na zona lombar. Estas alterações são coletivamente designadas por espondilose.[7] As forças de rotação recorrentes na junção do corpo vertebral durante a carga axial cíclica levam ao adelgaçamento das placas terminais cartilaginosas e à reabsorção dos discos intervertebrais, o que redistribui as cargas para o osso, resultando na hipertrofia das facetas e na formação de osteófitos nas placas terminais.

HIPERTROFIA FACETÁRIA E OSTEÓFITOS

As alterações degenerativas das articulações apofisárias lombares ocorrem logo a partir dos 30 anos e são quase constantes após os 60 anos. [6544]Com a carga repetida das articulações apofisárias, a cartilagem articular é gradualmente desgastada e o osso subjacente hipertrofia. Como as facetas formam uma parede do forame neural, pode ocorrer um estreitamento foraminal, que pressiona as raízes nervosas que saem. Estas alterações ocorrem principalmente na parte inferior da coluna lombar.[63]

A prevalência de osteófitos em doentes com 50 anos ou mais é de cerca de 60-80%. Ocorrem mais frequentemente nos homens e nas pessoas que efectuam trabalhos físicos pesados.[63] A hiperostose dos processos apofisários e os osteófitos que se projetam ventralmente no recesso lateral do canal vertebral ou nos forames neurais causam estenose do canal central ou lateral.[65] Como se trata de um processo lento, não deve ser considerado como a única causa de dor recente. As alterações da medula óssea nos pedículos adjacentes são facilmente visualizadas na RM.

ESPONDILOLISTESE

Etimologicamente, espondilolistese significa "deslizamento vertebral" da chamada vértebra olistética ao longo da vértebra subjacente. [66] Existem dois tipos de espondilolistese: degenerativa e espondilolítica.[67] A RM é utilizada para avaliar a pars interarticularis e suspeita-se de espondilólise nas imagens sagitais quando o sinal medular não pode ser resolvido continuamente da faceta superior

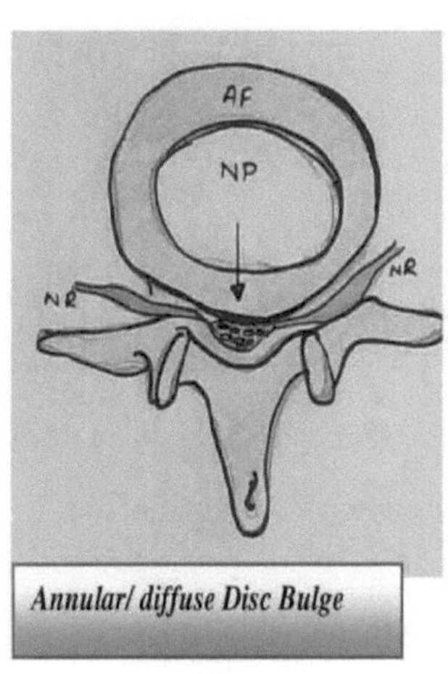

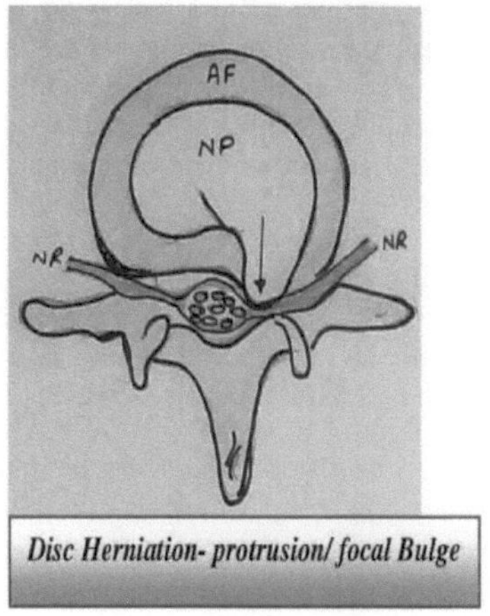

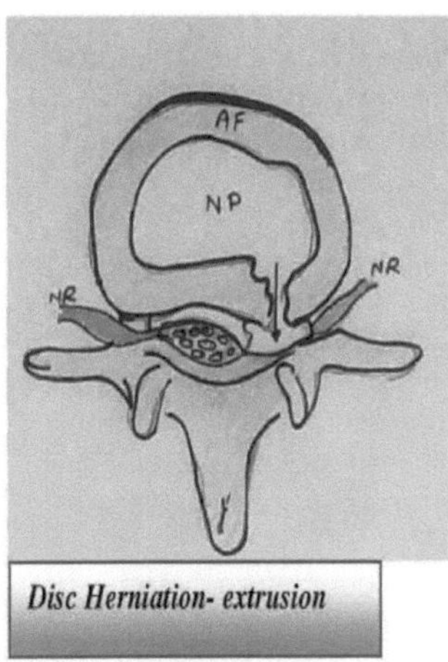

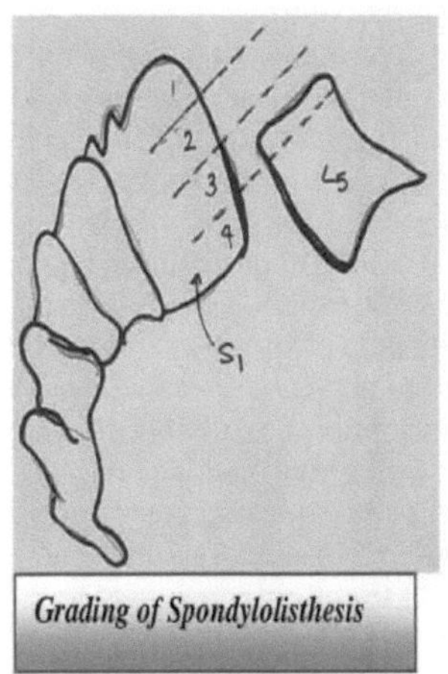

AF- annulus fibrosus
NP- nucleus pulposus
NR- nerve root

Representação esquemática das lesões do disco intervertebral

ALTERAÇÕES DOS TECIDOS MOLES

Um espessamento simétrico ou hipertrofia do **ligamento amarelo é um** achado comum na artrose da articulação facetária. Pode ser causada por derrame articular, fibrose ligamentar progressiva, calcificação ou ossificação e deformação ligamentar no caso de subluxação da articulação facetária.[65] A hipertrofia do ligamento amarelo contribui para o estreitamento do canal auditivo.[63]

Os quistos sinoviais da articulação facetária (escuros nas imagens ponderadas em T1 e claros nas imagens ponderadas em T2) são mais frequentemente causados por osteoartrite da articulação facetária ou por artrite reumatoide ou condrocalcinose da faceta.[72] Podem invadir o saco dural no canal espinal ou a raiz nervosa no forame. Estes quistos ocorrem mais frequentemente ao nível de L4-L5.[73]

Os cistos da bainha radicular (**cistos de Tarlov**, cistos perineurais) são estruturas císticas grandes, bem circunscritas, de 15 a 20 mm, que se originam anterolateralmente da bainha dural, são preenchidas com líquido cefalorraquidiano e se comunicam com o espaço subaracnóideo. Os quistos grandes que causam compressão das estruturas neurais ocorrem geralmente envolvendo a primeira e a segunda raízes sacrais.[11]

ESPINALSTENOSE

O resultado final das alterações degenerativas da coluna vertebral é um estreitamento do canal vertebral, dos forames nervosos ou dos recessos laterais, ou uma combinação destes elementos.[74,75] Isto leva à compressão das raízes nervosas e a outros processos fisiopatológicos que resultam em ciática.[76] A estenose da coluna vertebral pode ser bem avaliada por RM.[6]

Para além das causas degenerativas, a estenose do canal vertebral também pode ter origem no desenvolvimento. Foi descrita pela primeira vez na década de 1950 e centra-se num estreitamento do anel ósseo que forma o canal espinal.[77] O próprio processo de desenvolvimento ou as alterações degenerativas sobrepostas no canal estreito conduzem a sintomas na idade adulta.[78] Uma variante especial da estenose de desenvolvimento, que ocorre na acondroplasia, tem um envolvimento a vários níveis com uma distância interpedicular curta.[79]

O termo estenose relativa é utilizado quando o diâmetro da linha média sagital é <12 mm (medido a partir da superfície posterior do corpo vertebral até à intersecção da base do processo espinhoso e das lâminas). O termo estenose absoluta é utilizado quando o diâmetro da linha média sagital é inferior a 10 mm.[3, 802]Se a área da secção transversal do canal medir menos de 1,5 cm, este é descrito como estenótico.[81]

A estenose do recesso lateral está presente se a sua extensão for inferior a 3 mm. O canal da raiz nervosa pode ser dividido em três zonas:[78] I - a recessão lateral ou zona de entrada; Zona II - o canal da raiz nervosa ou zona abaixo do pedículo; e Zona III - a zona de saída ou o verdadeiro forame fora do canal da raiz. O processo artrítico/patologia na Zona I afecta a raiz nervosa abaixo, enquanto a patologia na Zona II afecta a raiz nervosa acima.

TRAUMATISMOS E FRACTURAS DA COLUNA VERTEBRAL

As lesões da coluna vertebral são emergências críticas que têm de ser reconhecidas e tratadas precocemente para aumentar a possibilidade de evitar a perda permanente de funções.[82] Os procedimentos mais importantes para avaliar as lesões da coluna vertebral são a radiografia convencional e a tomografia computorizada, que podem ser utilizadas para detetar fracturas e luxações. A grande vantagem da RM é o facto de não ser invasiva e permitir uma excelente caraterização do conteúdo do canal vertebral e dos tecidos moles paraespinhais.[83] Em geral, as imagens ponderadas em T1 e T2 são utilizadas em doentes com traumatismos da coluna vertebral. As lesões ligamentares são visualizadas como focais nas imagens ponderadas em T1.

descontinuidade, que pode ser vista nas sequências T2 como uma área com um sinal elevado. Estas podem ser melhor avaliadas no plano sagital. As imagens sagitais e axiais podem reconhecer fragmentos ósseos retropulsados e o estreitamento do canal espinal.

É importante excluir fracturas patológicas, especialmente em mulheres idosas, nas quais as fracturas por compressão osteoporótica são comuns.[46] Nos primeiros 3 a 6 meses (agudos), tanto as fracturas benignas como as malignas são escuras nas imagens ponderadas em T1, claras nas imagens ponderadas em T2 com saturação de gordura ou STIR, e realçam com gadolínio.[84] Se o sinal da medula óssea for normal, a lesão pode ser um sinal de um processo antigo. As lesões multicamadas e o envolvimento dos pedículos favorecem a doença metastática. A cintigrafia nuclear óssea é útil na visualização de lesões adicionais. Se houver preocupação clínica, pode ser efectuado um estudo imagiológico de seguimento ou uma biopsia óssea.

TUMORES ESPINAIS

A RM pode ser utilizada para avaliar todos os locais potenciais de envolvimento tumoral: intramedular, intradural - extramedular, extradural, ósseo e dos tecidos moles. O DTPA com gadolínio é útil para separar o tecido viável do tecido necrótico antes da realização de uma biopsia.[3] As metástases vertebrais são o tumor vertebral mais comum e a coluna toracolombar é o local mais comum.[85] A RMN é a modalidade de eleição para a avaliação das metástases vertebrais.[86] As metástases aparecem como focos inespecíficos com hipossinal em imagens ponderadas em T1, hiperintensos em imagens ponderadas em T2 e com realce com gadolínio. Se a medula óssea normal também se acumular (a metástase aparece então isointensa), as imagens com supressão de gordura com pós-contraste são úteis.

A intensidade de sinal normalmente mais elevada da medula hematopoiética do corpo vertebral em comparação com a DIV em imagens ponderadas em T1 é invertida no caso de uma neoplasia. Este facto é referido como um sinal de disco hiperintenso.[87] As lesões focais podem ser nítidas ou indistintas

Bordos que apresentam uma intensidade de sinal elevada em imagens ponderadas em T2 (sinal do halo em imagens ponderadas em T2).[88]

As características comuns da RM das metástases da coluna vertebral incluem um corpo vertebral posterior convexo com uma intensidade de sinal anormalmente elevada do corpo, pedículo ou elementos posteriores, uma massa paraespinal focal e outras lesões semelhantes a vários níveis ao longo da coluna vertebral. [8686]As massas tumorais metastáticas epidurais têm o "sinal da cortina" que ajuda a distingui-las dos abcessos epidurais: . Este termo é utilizado porque o tumor metastático aparece como uma cortina nas imagens axiais pós-contraste ponderadas em T1 quando se espalha em ambos os lados do ligamento mediano de Trolard. No entanto, em caso de inflamação, as substâncias químicas locais libertadas lesa o ligamento mediano.

As fracturas vertebrais osteoporóticas são hipointensas, enquanto as fracturas metastáticas são hiperintensas em imagens ponderadas por difusão. A RM é particularmente útil para a deteção de metástases intradurais extramedulares em gotículas, e os cortes sagitais podem mesmo visualizar múltiplas lesões díspares.

Os tumores primários mais importantes da coluna vertebral são os osteomas osteóides, os osteoblastomas, os tumores de células gigantes (TCG), os quistos ósseos aneurismáticos, os osteocondromas, os cordomas, os sarcomas (condrossarcoma, osteossarcoma, sarcoma de Ewing) e os tumores da bainha nervosa. Os mielomas múltiplos e os linfomas são doenças hematopoiéticas que afectam a coluna vertebral.[85] O nidus nos osteomas pode ser melhor visualizado na TC, enquanto o edema da medula óssea peri-tumoral nos osteomas e osteoblastomas é melhor visível na RM (sinal elevado nas imagens ponderadas em T2). Os TCG apresentam uma intensidade de sinal baixa a moderada nas imagens ponderadas em T2, provavelmente devido ao conteúdo de colagénio do componente fibroso e à deposição de hemossiderina.[89] Pode também ser observada uma pseudocápsula de baixa intensidade.[90] Nas imagens de RM, o osteocondroma apresenta um sinal periférico com baixa intensidade de sinal (osso cortical) e uma medula gordurosa central. Tanto no condrossarcoma e osteocondromas, a capa de cartilagem tem uma intensidade de sinal T2 elevada. O sarcoma de Ewing, o cordoma e o mieloma múltiplo têm todos uma intensidade de sinal elevada na sequência T2.[85]

INFECÇÕES DA COLUNA VERTEBRAL

O esqueleto axial é frequentemente o local da osteomielite séptica (espondilite infecciosa/séptica).[91] A infeção propaga-se à coluna vertebral por via hematogénea, por inoculação direta ou a partir de uma fonte adjacente. A RMN é a modalidade de imagem de eleição para o diagnóstico e estadiamento da espondilite vertebral. A lesão mais precoce é o edema da medula óssea, que se manifesta como uma intensidade de sinal baixa nas sequências ponderadas em T1 e áreas de sinal elevado nas sequências ponderadas em T2 com saturação de gordura ou STIR. É frequente observar-se um edema grave das duas vértebras adjacentes ao disco afetado e um estreitamento do espaço discal. O sinal mais específico de infeção precoce é a perda da placa terminal de baixo sinal e a acumulação de gadolínio.[92] A esclerose óssea caracteriza-se por uma baixa intensidade de sinal na RM. O gadolínio é útil para distinguir se o inchaço dos tecidos moles ou o envolvimento epidural é tecido de granulação ou um abcesso. A extensão para o espaço subligamentar também é mais fácil de reconhecer com o meio de contraste.[91] O diagnóstico diferencial mais importante da espondilite bacteriana é a osteocondrose intervertebral erosiva, que é frequentemente acompanhada por dor local, edema da medula óssea e elevação do disco ligamentar com gadolínio.[85]

A tuberculose da coluna vertebral (coluna de Pott) afecta mais frequentemente a coluna torácica e menos frequentemente a coluna lombar.[93] Devido à evolução crónica, é frequente a osteosclerose e a destruição (especialmente do corpo posterior e dos elementos posteriores). A infeção propaga-se sob a PLL ou anterior (com formação de um abcesso pré-vertebral), resultando no envolvimento multinível com lesões de herniação.[94] Embora o espaço discal permaneça intacto durante muito tempo, são comuns os abcessos intra-ósseos com acumulação em forma de anel. O número de corpos vertebrais afectados é maior na espondilite tuberculosa do que na osteomielite vertebral inespecífica, e a intensidade do sinal é geralmente mais não homogénea na espondilite tuberculosa do que na espondilite inespecífica.[91]

ARTEFACTOS FREQUENTES NA RESSONÂNCIA MAGNÉTICA DA COLUNA VERTEBRAL

Artefacto de movimento

Se a estrutura examinada se mover, será incorretamente registada na imagem final reconstruída, resultando em desfocagem ou fantasmas de estruturas na direção de codificação de fase, que no caso da coluna vertebral é normalmente na direção ântero-posterior. Os movimentos intestinais, as pulsações aórticas e os movimentos respiratórios são as principais causas destes artefactos.[46] Estes podem ser reduzidos através da aplicação de impulsos de pré-saturação colocados sobre o tecido em movimento.[5]

Artefacto fluvial

O fluxo de sangue e de líquido cefalorraquidiano pode causar artefactos nas imagens de RM da coluna vertebral. Uma vez que os tecidos estacionários estão parcialmente saturados, os protões em movimento (por exemplo, LCR) que entram no voxel conduzem a um aumento artificial da intensidade do sinal em imagens com TR curto, enquanto os protões que saem em imagens com TR longo causam um intervalo de fluxo. Estes podem simular uma malformação vascular. Uma vez que a pulsação do LCR corresponde à sístole arterial, a forma mais fácil de a compensar é fazer coincidir a aquisição da imagem com o ciclo cardíaco. Na RM da coluna vertebral, estes artefactos de fluxo são normalmente compensados através da adição de impulsos de gradiente que corrigem algumas das mudanças de fase no LCR em movimento. As técnicas de eco de rotação rápida não requerem compensação de fluxo, uma vez que a cadeia de eco refoca parcialmente os spins dos protões em movimento no LCR.[5]

Artefacto de deslocamento químico

O desvio químico é a diferença na frequência Lamour dos núcleos de hidrogénio ligados a um composto químico diferente (por exemplo, água e gordura).[46] Isto leva a um desvio artefactual na intensidade do sinal ao longo da interface (por exemplo, água-gordura na junção vórtex pode levar a um desvio artefactual): A gordura da água na junção vertebral pode resultar num registo incorreto da intensidade do sinal de uma placa terminal vertebral para a placa oposta em imagens sagitais) na direção da codificação da frequência. A 1,5 Tesla, o desvio é geralmente de cerca de 2 a 4 pixéis. O artefacto pode ser confirmado ou evitado trocando os eixos de fase e de frequência. O aumento da largura de banda de amostragem pode reduzir o artefacto de desvio químico.[5]

Doenças que imitam a dor na coluna vertebral (coluna lombar)

A dor na região lombar ou nas pernas pode ser um sintoma de uma doença sistémica (metabólica ou reumática), visceral, vascular ou neurológica subjacente. Estas podem exigir um tratamento urgente e específico. As pistas de diagnóstico para estas lesões extra-espinhais podem ser encontradas no exame da coluna lombossacra.

Algumas das condições mais importantes deste grupo são [95]

- Vasos: Aneurisma da aorta abdominal
- Afecções viscerais:
    - o Ginecológico (endometriose, doença inflamatória pélvica, gravidez ectópica)
    - o Genitourinário (prostatite, nefrolitíase)
- Doenças reumatológicas
    - o Fibromialgia
    - o Espondiloartropatias
    - o Síndrome do piriforme   o Bursite trocantérica
    - o Fasceíte glútea
    - o Doença de Scheuermann
- Perturbações metabólicas
    - o Osteoporose
    - o Osteomalácia
    - o Doença de Paget
    - o Polirradiculopatia diabética
- Malícia

FONTE DOS DADOS

Para obter os dados aqui utilizados, foram considerados os doentes que se apresentaram num hospital do South Indian Medical College com sintomas de dor lombar num ano civil. A RMN foi efectuada apenas por indicação de um médico de referência (geralmente um médico de clínica geral, um cirurgião ortopédico ou um neurologista). Foram incluídos no estudo 167 doentes, com base nos critérios abaixo mencionados.

Critérios de inclusão e exclusão de dados:

- Critérios de inclusão-
  - o Todos os casos de lombalgia do hospital em que a RMN foi utilizada como principal método de avaliação da causa.
- Critérios de exclusão-
  - o Pacientes que são encaminhados de outros hospitais apenas para receberem um exame de ressonância magnética porque não existe uma instalação correspondente no local.
  - o Foram excluídos os doentes para os quais não existia um diagnóstico clínico definitivo ou um exame de seguimento.
  - o Casos pós-operatórios (coluna LS).

Após a recolha de dados, foi efectuada uma análise descritiva dos resultados das imagens de RM.

RECOLHA DE DADOS

Os doentes que preenchiam os critérios acima referidos receberam um formulário do estudo. Foram cuidadosamente seleccionados para excluir qualquer contraindicação para uma RM da coluna lombar e foram informados sobre o procedimento antes do exame. Foram informados sobre o ruído gerado pelo funcionamento das bobinas de gradiente (que encontrariam durante o exame no furo do íman). Foi-lhes indicado que os movimentos do corpo devem ser limitados ou evitados durante o exame. Os doentes foram então encorajados a fazer perguntas e a responder aos seus receios, o que, em última análise, ajudaria a obter um exame útil e sem movimentos.Todos os exames de RM foram efectuados num aparelho de RM GE de 1,5 Tesla. O doente foi posicionado em decúbito dorsal, com a cabeça para a frente, com uma bobina de superfície phased array para cobrir a região LS. Foram utilizados tampões auriculares de algodão para reduzir o ruído ouvido pelo doente durante o exame e a mesa foi deslocada para o furo magnético (gantry), tendo sido iniciadas as sequências de exame. Foram adquiridas quinze imagens do localizador, cinco em cada plano axial, sagital e coronal. As restantes imagens

*As **sequências** realizadas rotineiramente e os seus parâmetros são os*

Sequence	Average images	Flip angle	TE (ms)	TR (ms)	TI (ms)	Slice thickness/ spacing (mm)	matrix
T2*FGRE	15	30	1.6	45		5/ 2	256 x 128
T1sagFSE	9	90	10	440-550		5/ 1	400 x 192
T1axFSE	20	90	10	500-1000		5/ 1	256 x 160
T2sagfrFSE	9	90	110-120	3000-3500		5/ 1	448 x 192
T2axfrFSE	20	90	85-100	2900-3200		5/ 1	256 x 160
Coronal STIR	10	90	45-50	3000-4000	50	5/ 1- 2	256 x 300

T2*FGRE: T2 star fast gradient recall echo (for localizer images)

fr: fast recovery

seguintes

O número de cortes, a espessura, o FOV, o trem de eco, o NEX e o TR do protocolo pré-programado são adequadamente modificados para obter uma SNR de 100 ou mais, enquanto o tempo de registo é minimizado (geralmente 2 minutos ou menos). Foram utilizadas bandas de saturação para eliminar os artefactos devidos à pulsação da aorta abdominal e ao peristaltismo intestinal.

As imagens eram armazenadas na base de dados informática e entregues ao doente juntamente com o relatório do radiologista em papel (filmes). As imagens também podem ser visualizadas na estação de trabalho GE "Advantage". O pós-processamento necessário também pode ser efectuado aqui.

Análise - Os dados recolhidos foram apresentados sob a forma de tabelas utilizando o Microsoft Excel e foi efectuada uma análise descritiva.

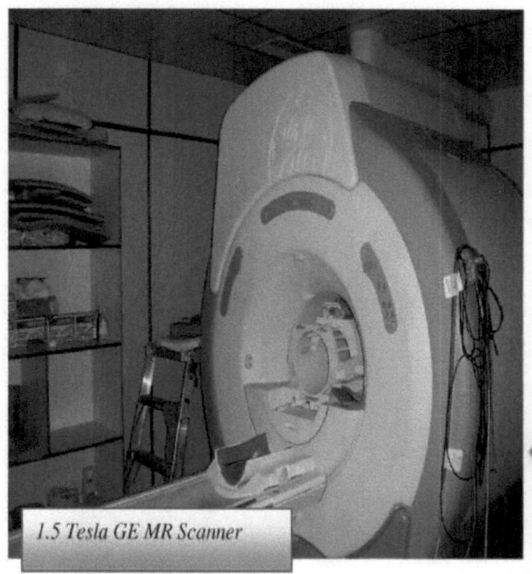

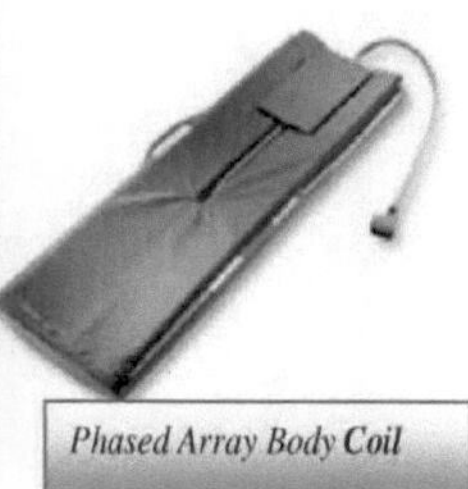

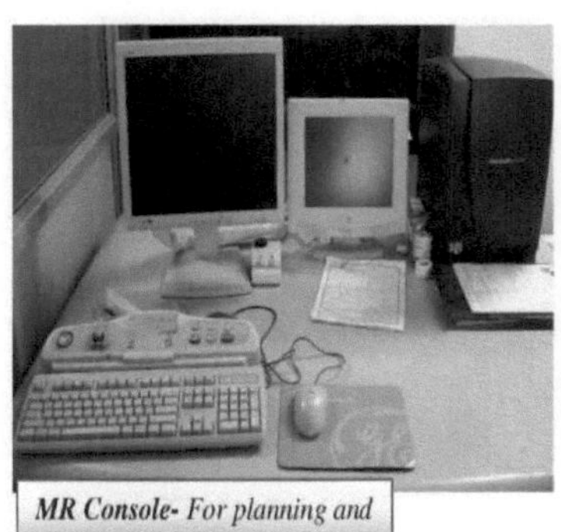

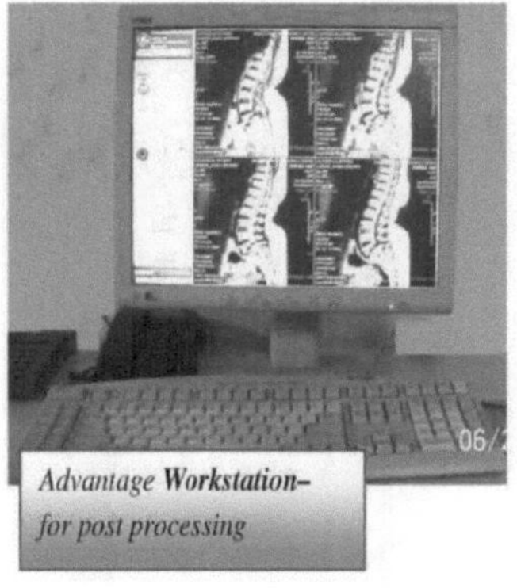

Equipamento para imagiologia por RM da coluna vertebral LS

CASOS REPRESENTATIVOS

CASE 1:   Mulher, 60 anos - degeneração discal e estenose do canal vertebral

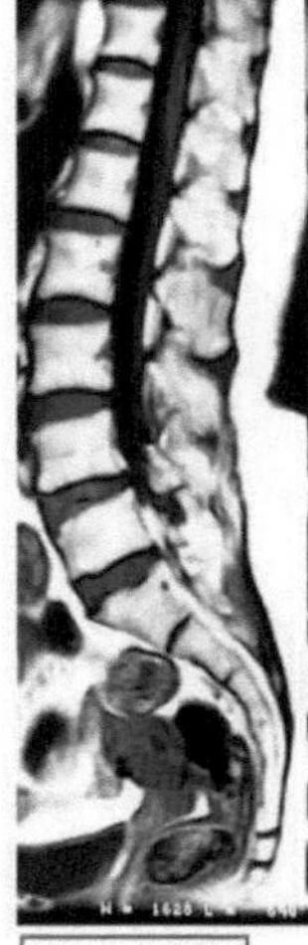

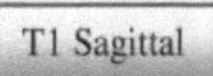

T1 Sagittal

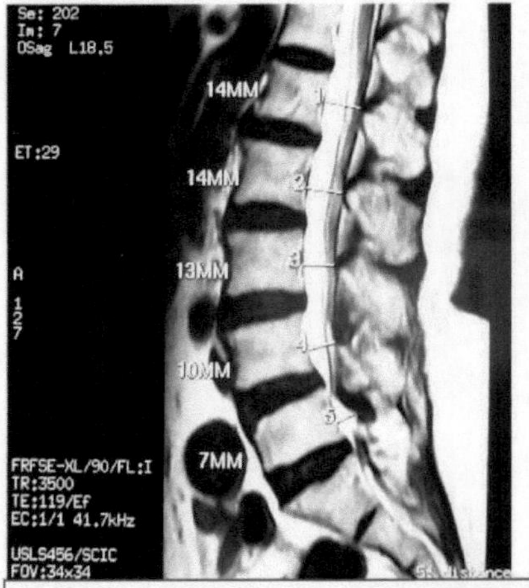

T2 Sagittal: multilevel disc dehydration, canal stenosis with AP diameter of 10 mm at L4 and 7 mm at L5

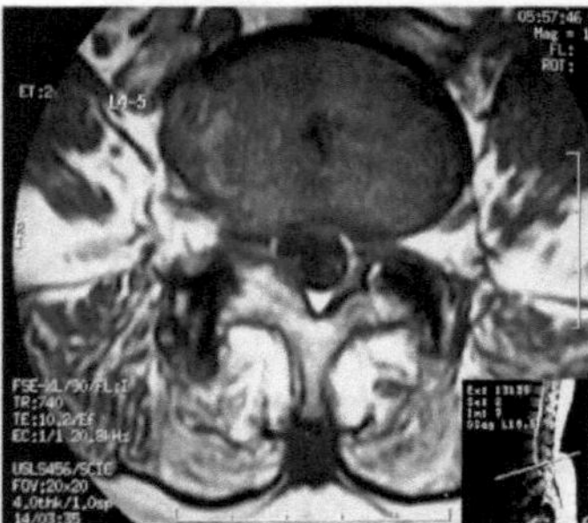

T2 axial (L4-5): diffuse disc bulge with right paracentral and right lateral herniations indenting on the traversing and right side exiting nerve roots. Facetal arthropathy is noted bilaterally

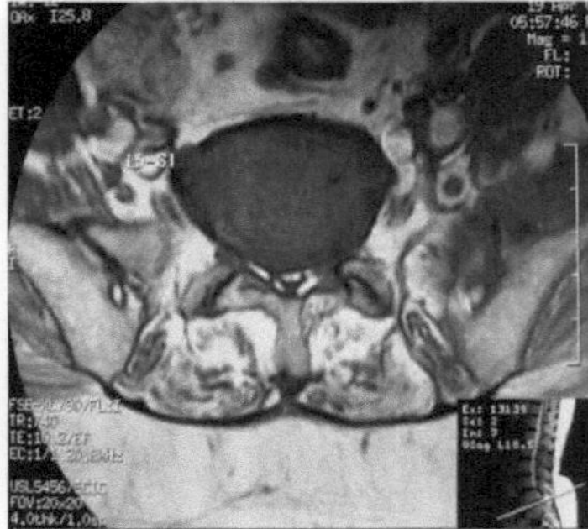

T2 axial (L5-S1): diffuse disc bulge with right para central herniation effacing the thecal sac. Mild facetal arthropathy is noted bilaterally

CASE 2: Mulher, 39 anos - lesão discal em L4-5, descoberta acidental de um tumor maligno do ovário. Exame de seguimento: A doente foi submetida a cirurgia e recebeu quimioterapia.

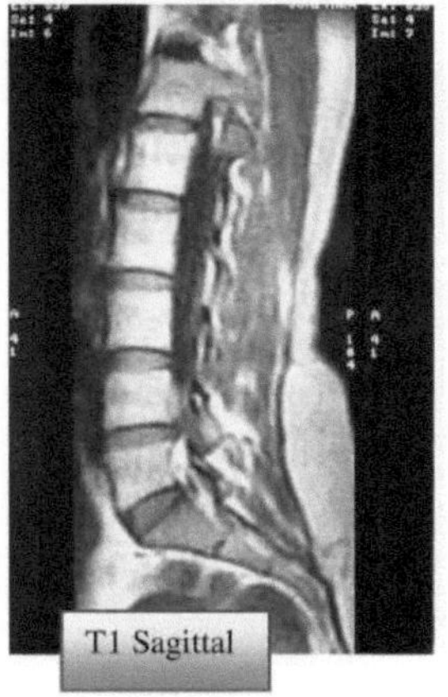

T1 Sagittal

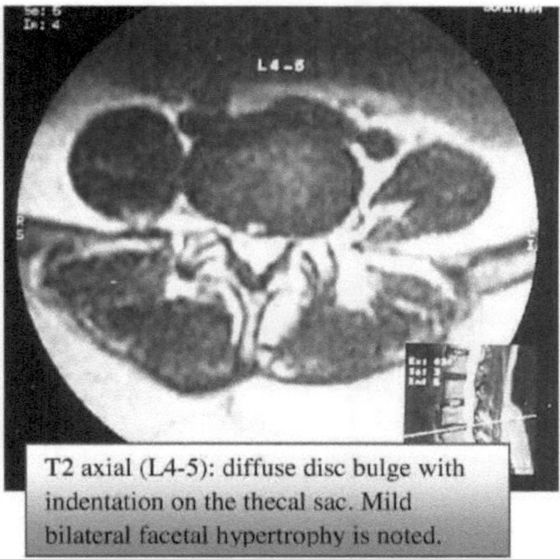

T2 axial (L4-5): diffuse disc bulge with indentation on the thecal sac. Mild bilateral facetal hypertrophy is noted.

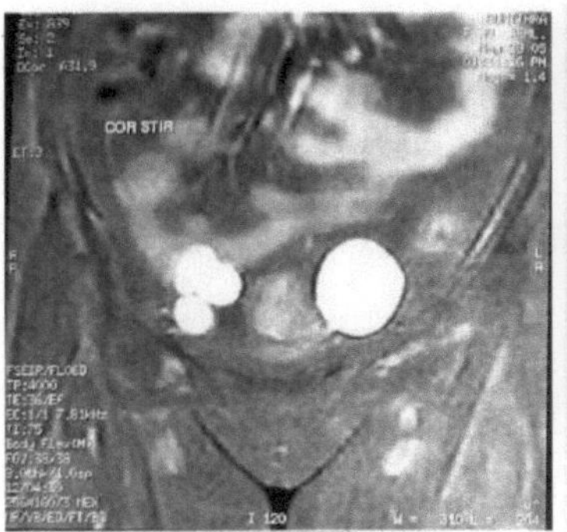

STIR Coronal: bilateral ovarian cysts

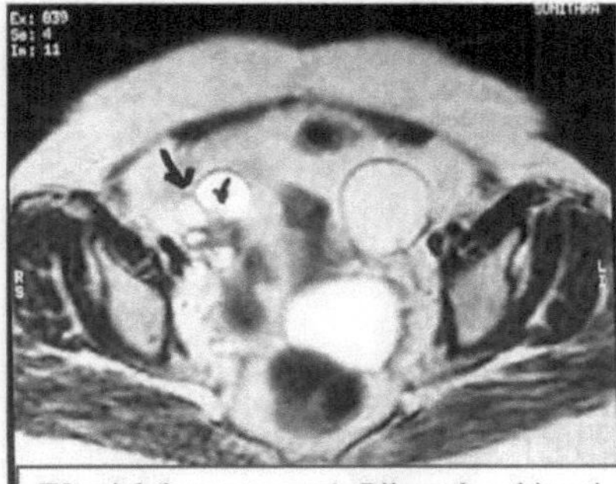

T2 axial (lower sacrum): Bilateral multicystic ovaries with a suspicious mural nodule within one of the cysts in the right ovary. Few of the cysts had low T2 signals suggesting proteinaceous contents/ hemorrhage.

CASE 3:   CASO 3:   Homem, 37 anos - linfadenopatia retroperitoneal e ilíaca (linfoma)

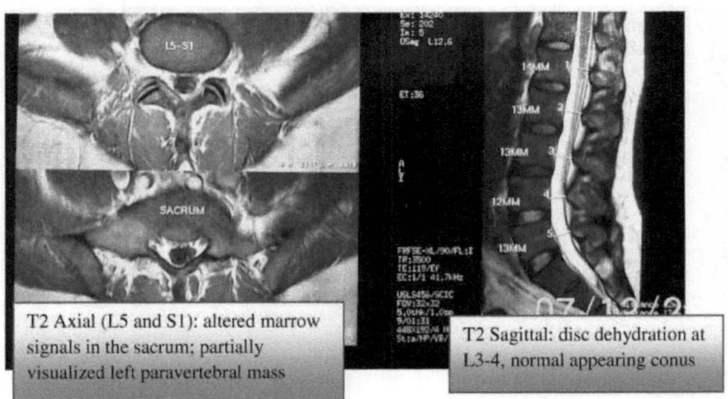

T2 Axial (L5 and S1): altered marrow signals in the sacrum; partially visualized left paravertebral mass

T2 Sagittal: disc dehydration at L3-4, normal appearing conus

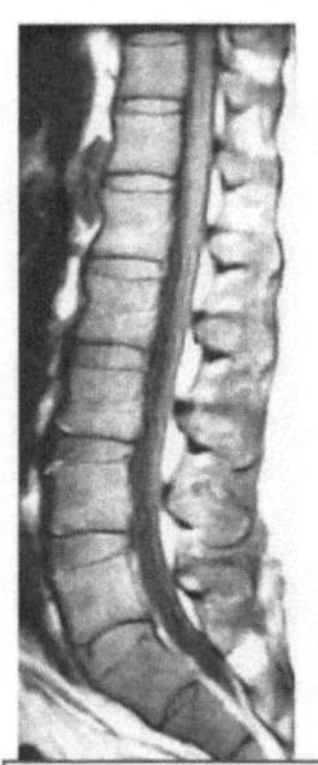

T1 Sagittal- patchy marrow signal changes at multiple vertebrae.
Enlarged lower para-aortic nodes at T12, L1 levels

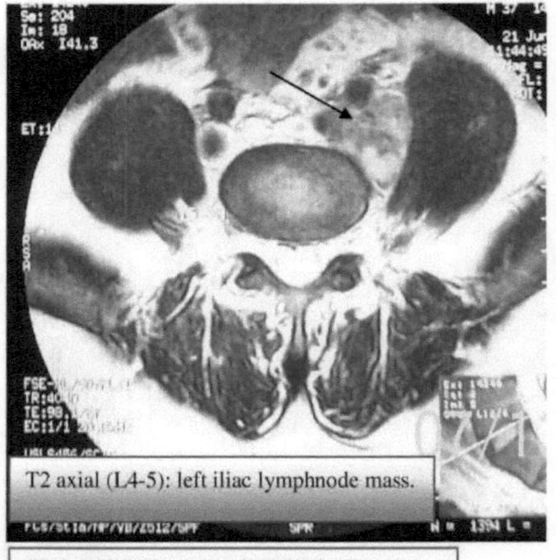

T2 axial (L4-5): left iliac lymphnode mass.

*Enlarged nodes were also seen in the retro-caval regions (Not shown in above images)

CASO 4: Mulher, 35 anos de idade - lesão discal L4-5, miomas
uterinos

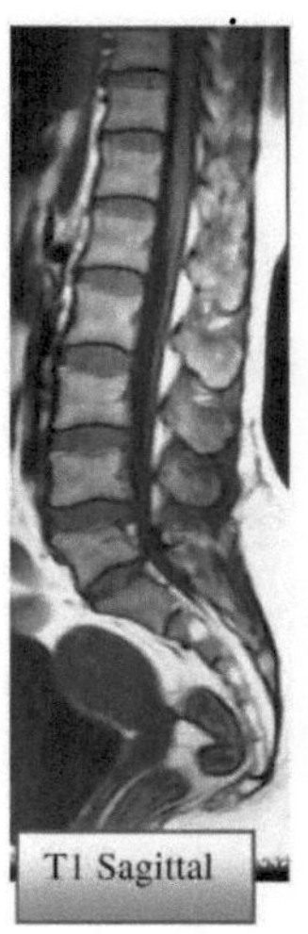

T1 Sagittal

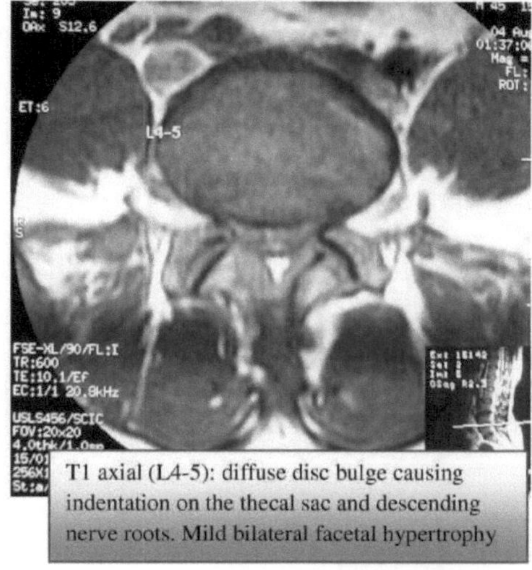

T1 axial (L4-5): diffuse disc bulge causing indentation on the thecal sac and descending nerve roots. Mild bilateral facetal hypertrophy

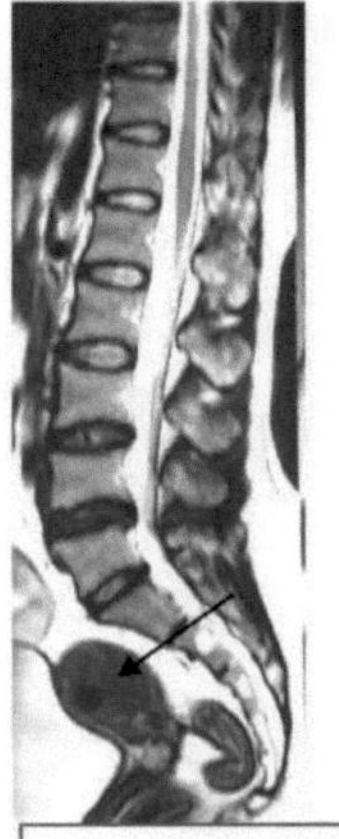

T2 Sagittal: L4-5 disc degeneration. Uterine fibroids (hypointense)

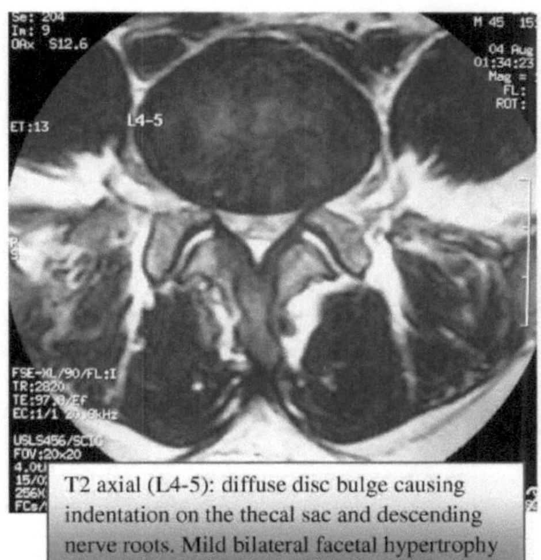

T2 axial (L4-5): diffuse disc bulge causing indentation on the thecal sac and descending nerve roots. Mild bilateral facetal hypertrophy

CASE 5: Homem, 55 anos - lesões da coluna lombar, paraespinhais e glúteas. Exame de seguimento: metástases vertebrais de origem desconhecida. O doente recusou efetuar mais exames, pelo que teve alta com cuidados paliativos a pedido.

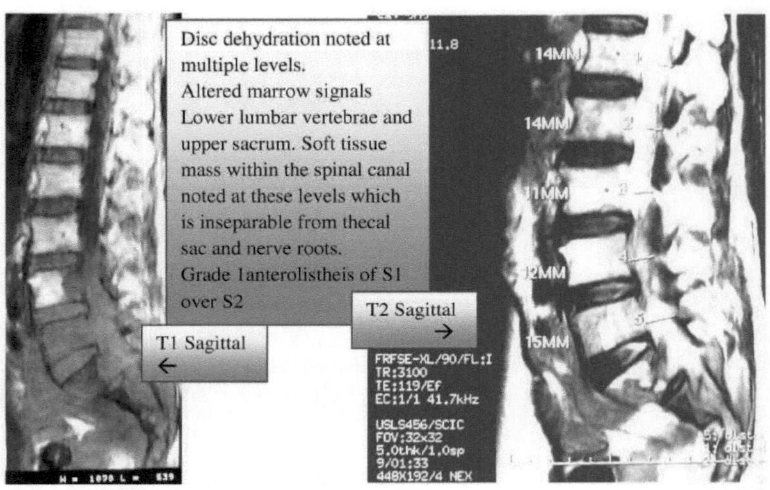

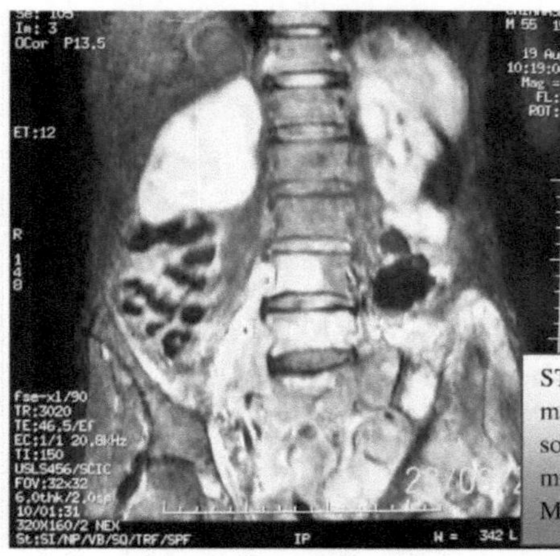

CASE 6: Mulher, 63 anos de idade - espondilose lombar, fratura em cunha D11

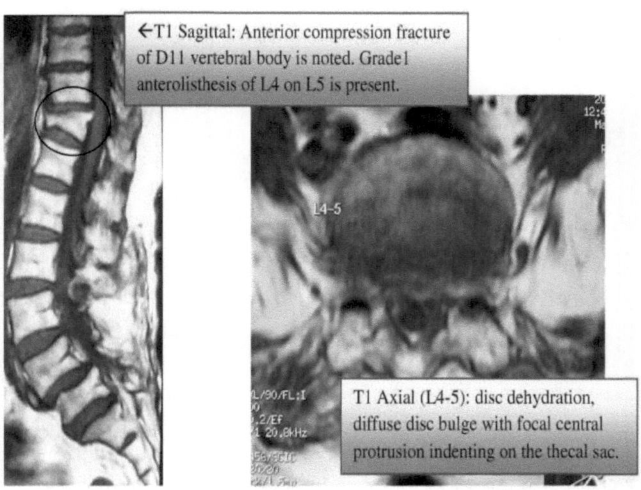

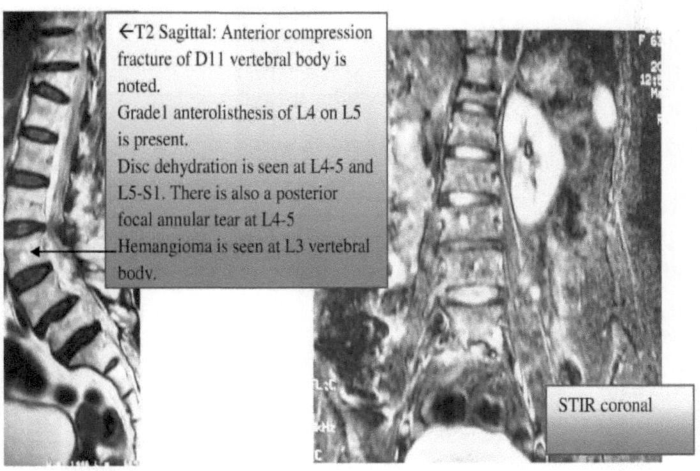

CASE 7: Mulher, 64 anos - Espondilolistese

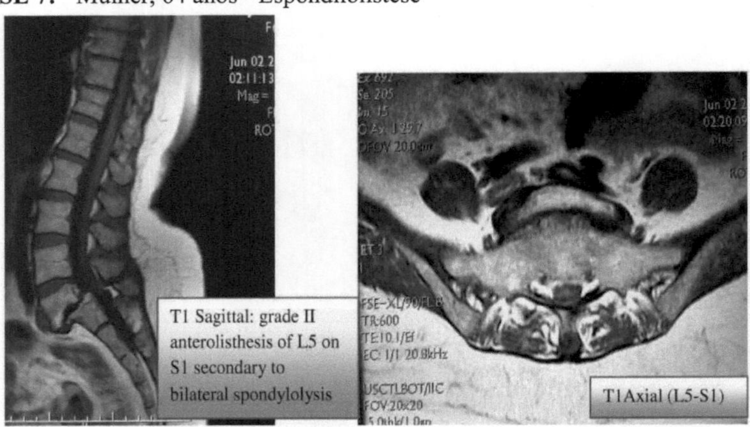

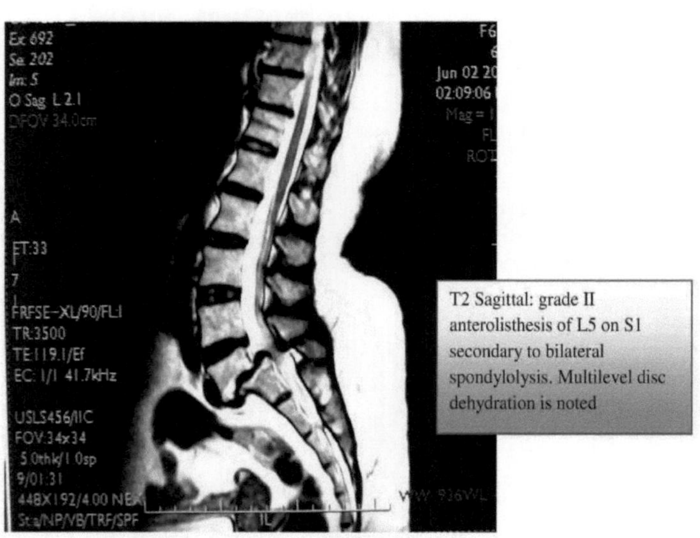

DISTRIBUIÇÃO DOS RESULTADOS

Distribuição etária dos doentes no estudo:

Neste grupo de estudo, constituído por 167 doentes, a idade de apresentação da lombalgia situou-se entre os 17 e os 81 anos. A idade média foi de 43,78 anos, sendo que a maioria dos doentes afectados se encontrava na faixa etária dos 30 aos 39 anos.

FIGURA 1: *Distribuição etária dos doentes que apresentam dor lombar.*

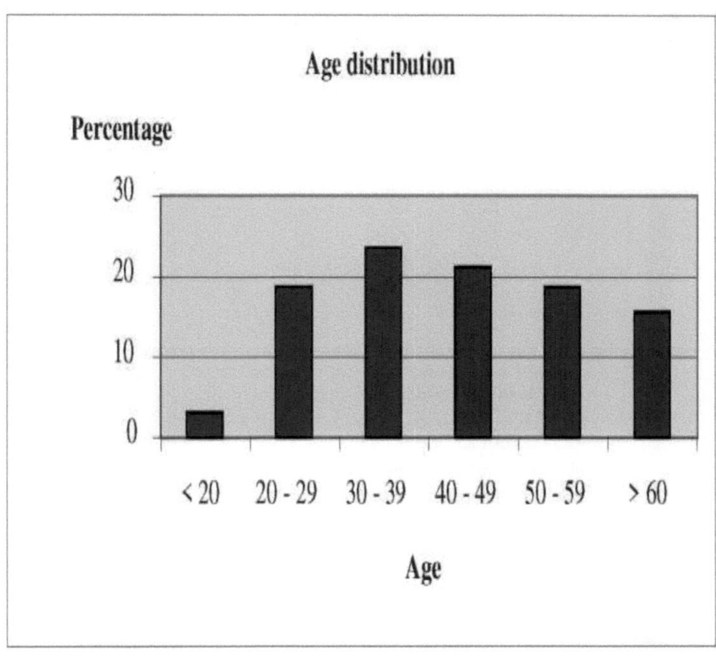

Distribuição por género dos doentes examinados:

Os doentes deste estudo incluíam 96 homens (57% do grupo) e 71 mulheres (43%).

FIGURA 2a: *Percentagem relativa de homens e mulheres no grupo de estudo*

TABELA 2b: *Distribuição da idade e do género dos doentes neste estudo*

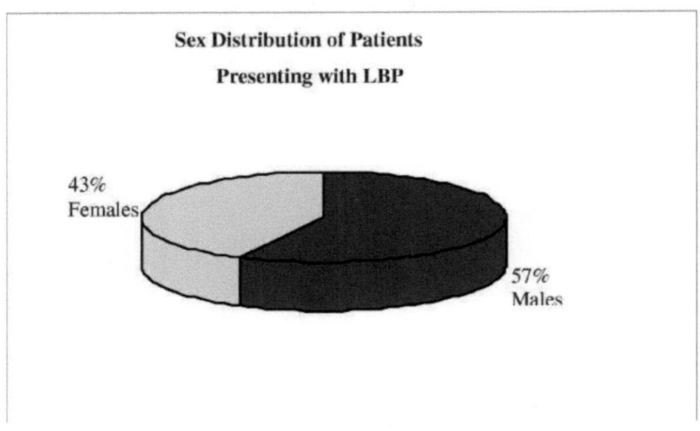

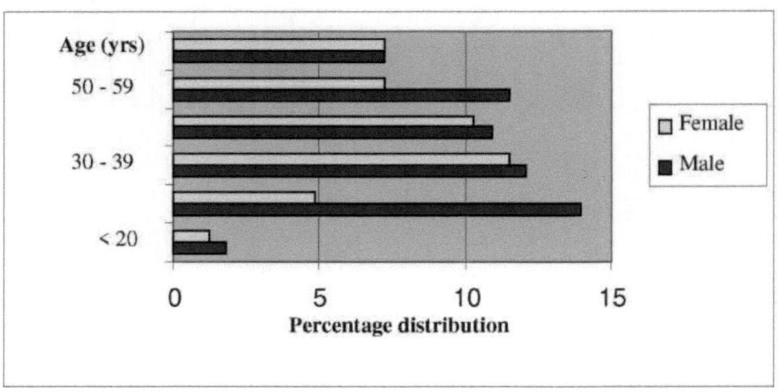

Espondilolistese:

Dos 167 doentes com dor lombar que foram submetidos a RM da

coluna lombar, a maioria (ou seja, 91%) tinha um alinhamento sagital normal das

vértebras lombares (sem espondilolistese). Entre os doentes com espondilolistese

(14), a maioria apresentava uma listese de grau I de L5 a S1 em resultado de

espondilólise bilateral. Cada um dos doentes apresentava um deslizamento de

vértebra de grau I de L4 sobre L5, L5 sobre S1 e um deslizamento de vértebra de

grau II de L4 sobre L5 e L5 sobre S1.

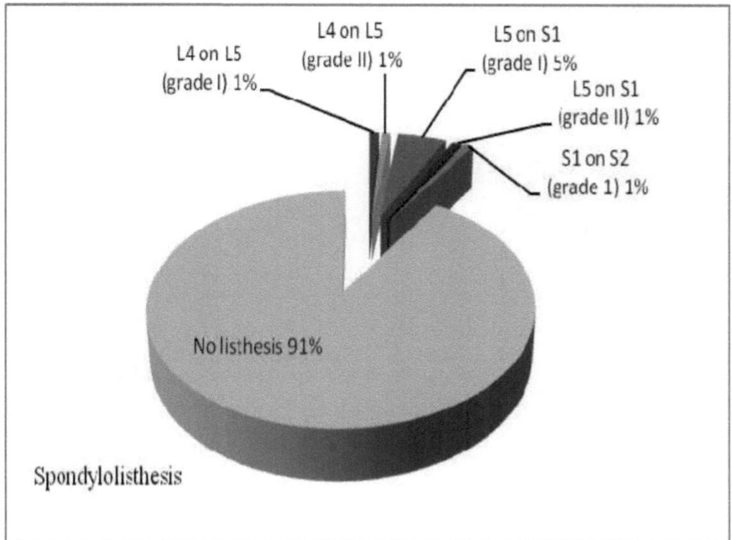

TABELA 3: *Distribuição da espondilolistese entre os pacientes examinados.*

Espondilose:

Dos pacientes submetidos à RM por dor lombar, 158 pacientes (95%) apresentavam alterações espondilóticas. Destes, 56,33% (89 casos) eram homens, enquanto as mulheres foram menos frequentemente afectadas pela espondilose, como se pode ver na tabela abaixo. 9 doentes (5%) não apresentavam alterações espondilóticas na coluna lombossacra.

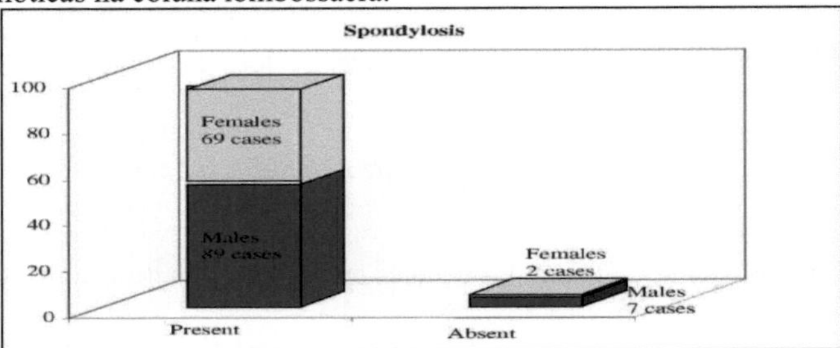

FIGURA 4: Distribuição das alterações espondilóticas no grupo de estudo.

Hipertrofia facial e do ligamento amarelo:

Foi encontrado um grau variável de gravidade da hipertrofia das facetas articulares em 129 (77,25 %) dos doentes examinados. A hipertrofia das facetas e o espessamento/hipertrofia do ligamento amarelo estavam presentes em 12 doentes. Nos restantes 26 doentes examinados (15,57%), a imagem de RM das facetas articulares e do ligamento amarelo era normal.

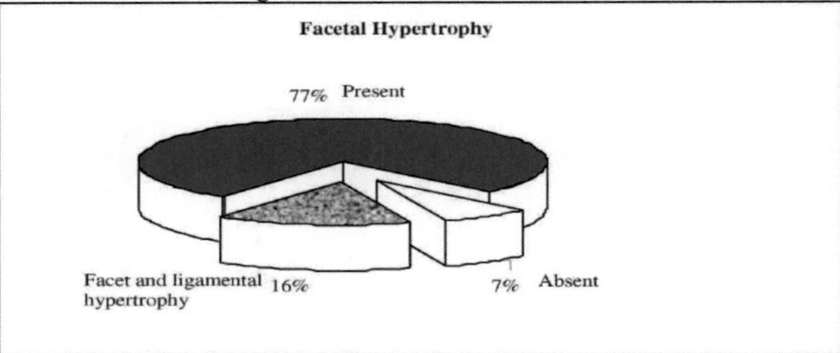

GRÁFICO 5: Distribuição da hipertrofia facetária nos pacientes examinados

Estreitamento do canal:

A estenose óssea do canal espinal foi considerada presente se o diâmetro sagital médio fosse igual ou inferior a 10 mm. Com base neste critério, 39 (23,35%) dos 167 doentes examinados apresentavam estenose óssea do canal raquidiano da coluna lombar. A dimensão mais pequena detectada foi de 6 mm, num caso ao nível de L5. A estenose mais frequente foi ao nível de L3, onde 13 doentes apresentavam um diâmetro de canal de 10 mm.

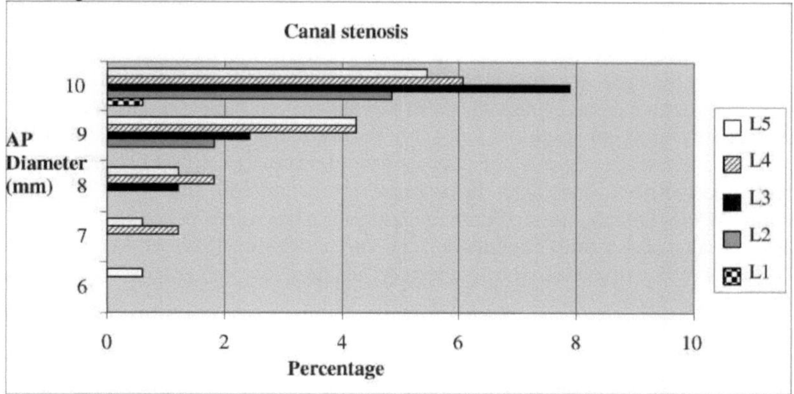

TABELA 6: Estenose do canal ósseo em diferentes níveis da coluna lombar.

Lesões degenerativas do disco:

As lesões discais **degenerativas na região lombossacra são a forma mais comum de** lesões discais nos vários níveis da coluna lombar (**Figura 7**).

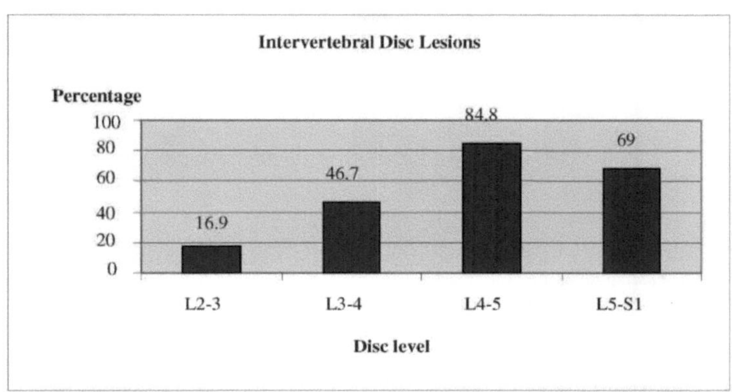

A causa mais frequente de lombalgia. 97% (162 dos 167 doentes) dos casos examinados neste grupo apresentavam uma anomalia discal degenerativa a um ou mais níveis. O disco foi mais frequentemente afetado ao nível de L4-5, onde 84% dos doentes apresentavam várias anomalias. Seguiu-se o nível L5-S1, afetado em 69% dos casos. O disco lombar superior, ao nível de L2-3, foi o menos afetado, enquanto o disco L1-2 apresentou uma imagem de RM normal em todos os doentes examinados.

Tipos de lesões discais:

As lesões discais foram descritas em termos da extensão da sua protrusão/herniação, da direção da extensão e dos seus efeitos no saco lombossacral e nas raízes nervosas. Foi também referido o estreitamento relativo do forame neural em ambos os lados, em resultado das alterações degenerativas.

As lesões discais mais comuns eram protrusões difusas com protrusão/herniação associada. Estas causavam geralmente uma impressão/indentação no saco craniano anterior e nas raízes nervosas descendentes. L4-5 foi o nível mais frequentemente afetado, seguido de L5-S1. Foi observada compressão das raízes nervosas de saída com extensão foraminal do disco herniado.

Em 26 níveis, a hérnia discal estendeu-se parcialmente para um dos forames e causou um ligeiro estreitamento foraminal. Em 20 níveis (em 12 pacientes ao nível de L4-L5), havia um estreitamento foraminal moderado a grave com compressão da raiz nervosa de saída.

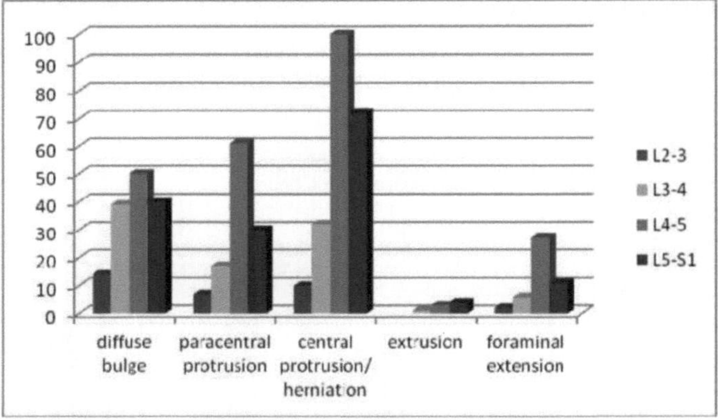

FIGURA 8: *Distribuição das lesões discais na coluna vertebral LS*

Outras lesões comuns da coluna vertebral óssea:

Nos 167 doentes que foram submetidos a RMN por dor lombar neste estudo, as lesões ósseas mais comuns (para além das já mencionadas) foram os hemangiomas vertebrais, os nódulos de Schmorl e a escoliose.

A distribuição destes resultados é apresentada no quadro seguinte.

Finding	No. of cases	Percentage
Vertebral Hemangioma	8	5 %
Schmorl's Node	16	9 %
Scoliosis	5	3 %

TABELA 2: Distribuição de "outras" lesões comuns da coluna vertebral óssea

Lesões que não são diretamente atribuíveis à coluna vertebral L-S e que provocam dores na região lombar:

Um total de 24 dos 167 doentes (ou seja, 14,4%) tinha outros achados significativos (para além da degeneração) que eram provavelmente a causa da sua dor na coluna lombar. Alguns destes doentes também apresentavam alterações espondilóticas coexistentes (embora estas fossem menos preocupantes).

Entre os "outros" achados, os mais frequentes foram os relacionados com doenças ginecológicas. Neste grupo, registaram-se 8 casos (33,3% dos 24 casos), incluindo 4 doentes com útero retrovertido, 3 com miomas uterinos e 1 com quistos ováricos de grandes dimensões.

Havia 6 doentes com neoplasias malignas: 2 tinham metástases vertebrais de origem desconhecida. Outros 2 casos de linfoma e 1 caso de neoplasia de células redondas do sacro foram diagnosticados por biópsia após os achados da RM. Uma doente tinha quistos ovarianos multiseptados com um nódulo mural suspeito num deles (a investigação posterior confirmou uma neoplasia maligna primária do ovário).

Havia 6 doentes com espondilose infecciosa. Cinco deles tinham tuberculose da coluna vertebral com componentes ósseos e de tecidos moles. O diagnóstico foi confirmado pela deteção de AFB no aspirado (guiado por TC) e por um teste de Mantoux positivo. O outro doente tinha aracnoidite. A ressonância magnética revelou um edema da medula espinal distal com uma ligeira elevação e aglomeração das raízes nervosas.

Dois doentes apresentavam uma fratura em cunha do corpo vertebral (ambos em D 12) e um apresentava uma contusão óssea (alteração do sinal da medula óssea com história de traumatismo). Num doente foi detectada mielorradiculopatia desmielinizante aguda.

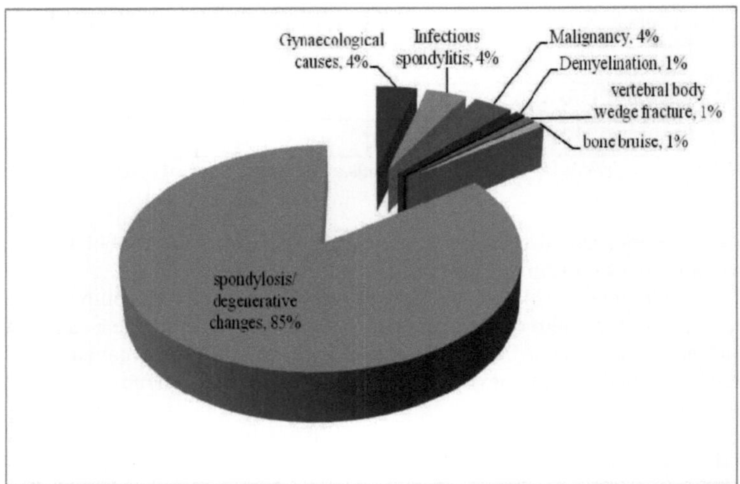

FIGURA 9: Distribuição relativa de todas as causas de dor lombar

Comparação com a literatura

A coluna vertebral encerra o canal vertebral, que serve de canal de proteção para os elementos neurais vitais, a medula espinal e as raízes nervosas. Os processos patológicos que perturbam as estruturas neurais não são frequentemente fatais, mas constituem uma causa importante de morbilidade e incapacidade.

A imagiologia da coluna vertebral constitui um desafio particular devido à sua estrutura complexa. Muitas técnicas de imagiologia têm sido aplicadas à coluna vertebral e ao seu conteúdo, começando com a película simples e a tomografia. A mielografia, a venografia epidural e a discografia foram desenvolvidas especificamente para a avaliação de doenças da coluna vertebral. As técnicas de imagiologia mais recentes incluem o exame com radionuclídeos, a ecografia, a TAC e a RM.[28]

A ressonância magnética revolucionou a imagiologia da coluna vertebral e é atualmente o padrão de excelência para este exame. Existem numerosos relatórios na literatura que comparam a ressonância magnética com os métodos convencionais.[28, 96] Estes estudos ajudaram a confirmar o papel da imagiologia por RM no contexto clínico, nomeadamente na avaliação da doença degenerativa da coluna vertebral.[27] Não existem relatos de efeitos adversos da RM nos seres humanos. De acordo com as normas do American College of Radiology (1998), a imagiologia por RM pode também ser utilizada com segurança em mulheres grávidas, se necessário.[97]

O vasto espetro de indicações para a imagiologia por RM da coluna vertebral inclui **Doenças da medula espinal** (neoplasia, quisto, mielopatia compressiva, mielopatias por desmielinização, isquémia e edema), **alterações degenerativas da coluna vertebral** (discos intervertebrais, osteófitos, hipertrofia facetária, estenose do canal vertebral) e **outras** (infecções, doenças congénitas

[98] Malformações, traumatismos, pós-operatório).[98]

No presente estudo, foram analisados os resultados de RM de 167 doentes que apresentavam dor lombar neste hospital. Todos os exames foram efectuados com um scanner GE de 1,5 Tesla com um protocolo de exame que incluía imagens STIR axiais, sagitais e coronais ponderadas em T1 e T2.

A idade de apresentação do sintoma de dor lombar variou entre os 17 e os 81 anos, com uma média de 43,78 anos. A maioria dos pacientes do estudo estava na faixa etária de 30 a 39 anos. Os homens também predominaram na dor lombar neste estudo, representando 57% dos casos. Resnick também constatou que as doenças degenerativas da coluna lombar ocorrem com maior frequência nos homens, principalmente em pessoas que realizam trabalhos físicos pesados.[63]

Mais uma vez, a doença afecta uma vasta gama de grupos etários, com um aumento significativo nas pessoas mais velhas, uma vez que estas alterações também fazem parte do processo de envelhecimento. As taxas de deteção aumentaram com a utilização da imagiologia por RM, uma vez que esta pode detetar toda a gama de patologias que afectam a maioria dos elementos da coluna vertebral a vários níveis. [99]Powell et al. detectaram lesões degenerativas do disco lombar mesmo em mulheres assintomáticas utilizando a imagiologia por RM: > 33% nas raparigas de 20 anos, aumentando para 95% nas raparigas com mais de 70 anos.

A principal causa de lombalgia detectada pela RM foi o espetro de doenças degenerativas da coluna lombossacra. Estas foram responsáveis por 143 (85,63%) dos doentes do grupo de estudo. Nos restantes 24 casos, foram identificadas outras causas de dor.

Miller et al. constataram que a espondilose lombar é mais comum nos homens e é uma das causas mais comuns de dor lombar e nas pernas.[100] As alterações espondilóticas são encontradas em 60 % das mulheres e em quase 80 % dos homens com mais de 50 anos.[101] No presente estudo, 56,33% dos 158 doentes com alterações espondilóticas eram homens e 43,67% eram mulheres, o que corresponde a um rácio de aproximadamente 8:6. Conclui-se, portanto, que a espondilose é comum em doentes com dor na coluna lombar e que os homens são mais frequentemente afectados do que as mulheres.

A hipertrofia das facetas foi encontrada em 129 (77,25 %) dos doentes examinados. Para além das facetas, foi encontrada hipertrofia do ligamento amarelo em 12 deles. Nos restantes 26 doentes (15,57%), nenhum destes achados estava presente. No seu artigo na Radiological Clinics of North America, Wybier descreve alterações degenerativas semelhantes que afectam as articulações apofisárias, os elementos ósseos do arco neural e os tecidos moles intervenientes, e a sua associação frequente com a dor lombar. [65]

Dos doentes (14 de 167, ou seja, 14%) com espondilolistese degenerativa neste estudo, a maioria foi afetada por uma vértebra deslizante de grau I de L5 acima de S1 devido a espondilólise bilateral. Cada um dos doentes apresentava um deslizamento de vértebra de grau II de L4 sobre L5 e de L5 sobre S1. No seu estudo sobre a espondilolistese degenerativa na coorte de Framingham, Kauppila et al. encontraram uma incidência de 12% nos homens e de 25% nas mulheres. [66] Acompanharam 2824 doentes ao longo de 25 anos com radiografias. Setenta e três por cento das espondilolisteses situavam-se ao nível de L4-5, 28% ao nível de L5-S1 e 12% ao nível de L3-4, sendo L4-5 o local mais frequentemente afetado.[73] Salientaram também que estes doentes apresentavam frequentemente quistos degenerativos das articulações facetárias que invadiam o canal espinal.

[102]Johnsson et al. verificaram que as mulheres com espondilolistese (utilizando radiografias) têm maior probabilidade de ter estenose do canal ósseo do que os homens; o rácio é de aproximadamente 4:1. No presente estudo, 20%

das mulheres (ou seja, 3 em 14) e 4% dos homens (ou seja, 1 em 25) que tinham espondilolistese também tinham estenose do canal, o que dá um rácio de 5:1 para as mulheres com estenose devido a listese em comparação com os homens. Os resultados da RM estão, portanto, em concordância com os resultados anteriormente mencionados.

Neste estudo, a estenose do canal ósseo (quando o diâmetro sagital médio era igual ou inferior a 10 mm) foi encontrada em 39 dos 167 doentes. A dimensão mais pequena foi de 6 mm, num caso ao nível de L5. A estenose mais comum foi encontrada ao nível de L3 em 13 doentes que tinham um diâmetro de canal de 10 mm. Johnsson et al. verificaram que 100% dos doentes apresentavam dor lombar aquando da apresentação.[102] Verbiest definiu estenose absoluta como: quando o diâmetro AP do canal é inferior a 10 mm e estenose relativa entre 10 e 12 mm.[103] Este critério foi baseado numa vasta experiência clínica. Vários outros autores também propuseram medidas semelhantes para a estenose do canal.[3, 74-76, 78] O método de RM é um método preciso para efetuar tais medições.[6]

Sabe-se que as lesões discais são a causa mais comum de lombalgia na região lombossacra, sendo que em 97% dos casos deste estudo foi encontrada uma lesão em um ou mais níveis. Nos 162 doentes com lesões discais aqui estudados, o disco L4-5 foi o mais frequentemente afetado, representando 84% dos doentes com lesões discais. Seguiu-se o nível L5-S1, que foi afetado em 69% dos casos. O nível L2-3 foi o menos afetado nos casos analisados.

As lesões discais foram descritas com base na extensão da protrusão/herniação, na direção da extensão, no efeito sobre o esófago e as raízes nervosas e na presença de extensão foraminal. Assim, a lesão discal mais frequente foi uma protrusão discal difusa com uma ligeira impressão/indentação no esófago (mesmo encontrada a vários níveis na mesma pessoa). As hérnias discais também foram observadas em quase todos os doentes examinados, mas o nível L5-S1 (71 casos) foi mais frequentemente afetado do que o nível L4-5. 29 hérnias discais mostraram uma extensão parcial do disco para um dos forames, enquanto apenas 7 hérnias discais mostraram uma extensão completa do disco para o forame (máximo de 5 casos em L5-S1), resultando na compressão da raiz nervosa de saída.[68] Esta concordância foi superior à da TC e da mielografia. Vários outros estudos confirmaram igualmente que a

Author, Year	Age group	Disc herniation	Disc bulge	Canal stenosis
Weinreb, 1989	19- 24 (only women)	9 %	44 %	-
Jensen, 1994	20- 80	28 %	52 %	7 %
Stadnik, 1998	17- 71	33 %	81 %	-
Present study	17- 81	**51 %**	**40 %**	**23.35 %**

Por exemplo, em indivíduos sintomáticos, a hérnia discal é a lesão discal predominante em comparação com a protrusão discal difusa. A estenose do canal espinal também é encontrada numa percentagem mais elevada destes doentes. A localização mais comum da hérnia discal na coluna lombar é L4-5 ou L5-S1 (aproximadamente 90%) das lesões discais.[101] Isto deve-se ao facto de estarem sob maior tensão, uma vez que são mais móveis do que os seus homólogos cranianos.

Embora a RM seja uma técnica sensível para a deteção de várias patologias da coluna vertebral, também pode conduzir a resultados falsos positivos na população assintomática. Esta ambiguidade pode ser eliminada através da correlação cuidadosa da história clínica e dos achados clínicos com os achados imagiológicos.[36]

No presente estudo, foi encontrado um hemangioma vertebral em 5% dos doentes. Schmorl et al. encontraram hemangiomas em 12% das mulheres e 9% dos homens num estudo de mais de 3000 amostras de autópsias.[58] Os nódulos de Schmorl (hérnias discais intra-ósseas) foram encontrados em 9% dos 167 casos. Estas lesões são geralmente assintomáticas, mas devem ser procuradas, uma vez que constituem uma parte frequente do espetro de achados de RM na coluna vertebral do LS.

Dos 167 doentes deste estudo que foram submetidos a RM da coluna lombar, 24 (ou seja, 14,4%) apresentavam outros achados (para além dos que tinham origem direta na coluna lombossacra) como causa da dor na coluna lombar. Apenas alguns deles apresentavam também alterações espondilóticas associadas. Entre estas lesões, as causas ginecológicas foram as mais frequentes: 8 casos (33,3% dos 24 casos). Tratava-se de útero retrovertido (4 doentes), miomas uterinos (3 doentes) e uma doente com quistos ováricos de grandes dimensões.

Foi diagnosticada malignidade em 6 doentes: 2 com metástases vertebrais de origem desconhecida (que acabaram por ser tratadas de forma conservadora com cuidados paliativos), 2 tinham um linfoma e a 1 foi diagnosticada uma neoplasia de células redondas do sacro. Outra doente com um quisto do ovário multiseptado com nódulos murais tinha uma neoplasia maligna primária do ovário. Todos estes casos foram diagnosticados por biópsia com base nos resultados da RM.

De acordo com Plecha, os tumores extradurais são os mais comuns de todos os tumores da coluna vertebral.[108] A maioria dos tumores extradurais da coluna vertebral são metástases, uma vez que os corpos vertebrais são altamente vascularizados. As metástases da coluna vertebral são encontradas em mais de 70

% dos doentes com cancro em fase terminal. Vários outros autores afirmaram que a RMN é atualmente a técnica de imagem mais avançada para a avaliação das metástases da coluna vertebral.[18, 110] Os exames ponderados por difusão são úteis na diferenciação entre lesões ósseas benignas e malignas.

Dos 24 casos com causas não espondilóticas de dor na coluna lombar, 5 tinham coluna de Koch e um tinha aracnoidite. Dos 5 pacientes (com coluna de Koch), 3 eram homens e 2 eram mulheres, com uma relação homem/mulher de 1,5:1, consistente com os dados de Stabler e Reiser.[91] No seu artigo na Radiological Clinics of North America, referem que o rácio entre homens e mulheres para a espondilose infecciosa variava entre 1,5:1 e 3:1. A espondilite infecciosa é responsável por 4 a 7% de todos os casos de osteomielite e a deteção destas lesões tem melhorado com o advento das modernas tecnologias de imagem, nomeadamente a ressonância magnética.[91, 111]

Registaram-se 2 casos de fracturas vertebrais em cunha (ambas em D 12) e um doente teve uma contusão óssea. Foi diagnosticada mielorradiculopatia desmielinizante aguda num doente.

Por conseguinte, a RM da coluna lombossacra é útil para avaliar uma variedade de causas locais ou distantes associadas a sintomas semelhantes à dor lombar. Estes resultados também nos encorajam a examinar as estruturas vizinhas para detetar outras possíveis causas de dor, em vez de nos limitarmos a procurar alterações espondilóticas.

Desde a sua criação no início dos anos 80, a tecnologia de RM evoluiu rapidamente, melhorando drasticamente a nossa capacidade de avaliar os vários componentes da coluna vertebral.[4] A tecnologia das bobinas de superfície e a otimização das sequências continuam a resultar em melhores relações sinal-ruído e tempos de exame mais curtos. Para além das principais sequências de spin eco ponderado em T1 e de spin eco rápido em T2, podem ser utilizadas várias sequências mais recentes para a imagiologia da coluna vertebral: eco de gradiente 3D, transferência de magnetização, FLAIR (fluid attenuation inversion recovery) rápido, STIR, DWI (diffusion-weighted imaging) e sequências de fluxo do LCR.[112] Estas sequências reduzem os tempos de imagiologia e melhoram a deteção e a caraterização das lesões.

LIMITAÇÕES DO PRESENTE ESTUDO

O grupo era constituído por doentes que frequentavam um dos principais hospitais universitários da região, pelo que, embora represente a população desta área geográfica, não reflecte necessariamente todo o espetro de doentes.

Na maioria dos doentes, a ressonância magnética só foi efectuada uma vez, uma vez que ainda é relativamente cara para a maioria da população indiana. Uma vez estabelecido o diagnóstico, os recursos foram utilizados para a gestão dos sintomas/tratamento. Por conseguinte, na maioria dos casos, não é possível efetuar um acompanhamento e repetir a imagiologia.

Alguns dos resultados também dependem do operador (por exemplo, o operador deve selecionar a secção sagital central adequada e colocar os calibradores corretamente ao medir a dimensão do canal AP), o que pode ser a causa de pequenas discrepâncias entre observadores e operadores.

CAPÍTULO 6 CONCLUSÃO - *em poucas palavras*

A imagiologia da coluna vertebral tem evoluído de forma constante, desde a simples radiografia, passando pela era em que a mielografia era a técnica definitiva, até às técnicas de imagiologia transversal computorizadas e menos invasivas dos nossos dias.[28] Ao longo do percurso, foram feitos grandes progressos na correlação entre a anatomia alterada mostrada pelos exames imagiológicos e as perturbações funcionais e síndromes clínicas.

A RMN mudou a imagiologia da coluna vertebral como nunca antes, desde a sua primeira aplicação clínica há várias décadas. A RMN não utiliza radiação ionizante e, tanto quanto sabemos, é totalmente isenta de efeitos secundários. As imagens podem ser obtidas em qualquer plano desejado.

A imagiologia das doenças da espinal medula permaneceu ilusória até ao desenvolvimento da RM. Outras técnicas que utilizavam agentes de contraste intratecal baseavam-se na deteção de alterações no contorno exterior da medula espinal. A RM revela a arquitetura interna da medula espinal, permitindo a diferenciação de lesões sólidas e quísticas e a visualização de doenças não associadas a um efeito de massa. Os tumores do cordão umbilical, a siringomielia, as lesões traumáticas, a esclerose múltipla e as anomalias congénitas podem ser visualizados com uma clareza que anteriormente não era possível.

A dor lombar é uma das causas mais comuns de incapacidade em todo o mundo.[113] A ressonância magnética da coluna lombar é o padrão de ouro atual para diagnosticar a causa deste sintoma. As doenças degenerativas são a causa mais comum de dor na coluna lombar. Neste estudo, as protrusões e hérnias discais na coluna lombar inferior foram consideradas as patologias mais comuns. O risco de ser afetado por estas alterações degenerativas foi ligeiramente mais elevado nos homens do que nas mulheres. É necessário ter em conta que várias doenças ginecológicas, tumores malignos, processos infecciosos, etc., também estão associados a este risco.
com sintomas semelhantes aos da espondilose lombar e que podem ser detectados por ressonância magnética na maioria dos casos.

A RM é mesmo útil para prever os resultados da cirurgia. [114]Num artigo recente, Dora et al. descobriram que os adultos com doença discal degenerativa de grau II na RM tinham um risco 6,8 vezes maior de hérnia discal recorrente após a cirurgia, em comparação com os adultos com alterações degenerativas avançadas (grau IV) na RM.

Com a sua impressionante qualidade de imagem, capacidade de obtenção de imagens multiplanares e risco negligenciável, a imagiologia por RM da coluna vertebral oferece novos conhecimentos sobre o mecanismo da doença, o prognóstico e o impacto da terapêutica. Como resultado, a RM melhora drasticamente a nossa capacidade de compreender e tratar as várias doenças responsáveis pela dor lombar.

BIBLIOGRAFIA

1. Jinkins JR. Alterações degenerativas adquiridas dos segmentos intervertebrais na e acima da junção lombossacra: uma análise radioanatómica das estruturas nãoiscais da coluna vertebral e dos tecidos moles perispinais. Radiol Clin North Am 2001; 39: 73- 99.
2. Bogduk N, Chua WH. Anatomia e biomecânica. In: Cole AJ, Herring SA, editores. The Low back pain hand book- A Practical guide for the Primary care clinician. 1ª edição indiana. Nova Deli: Jaypee Brothers, 1997; 1- 17.
3. Cole AJ, Herzog RJ. A coluna lombar: opções de imagem. In: Cole AJ, Herring SA, editores. The Low back pain hand book- A Practical guide for the Primary care clinician. 1ª edição indiana. Nova Deli: Jaypee Brothers, 1997; 169- 211.
4. Modic MT, Ross JS. A ressonância magnética na avaliação da dor lombar. Orthop Clin North Am 1991; 22: 283- 301.
5. Smith JK, Castillo M. Novas Sequências para Imagens de RM da Coluna Vertebral: Conceitos Básicos. In: Castillo M, editor. Spinal Imaging- State of the Art. 1ª ed. Filadélfia: Hanley and Belfus, Inc, 2001; 1- 16.
6. Maravilla KR, Cohen WA, Wessbecher FW. Estudos de imagem na avaliação da dor lombar. Neurosurg Clin North Am 1991; 2: 817- 835.
7. Jacobs DS. Doenças degenerativas da coluna vertebral. In: Haaga JR, et al. (eds.). CT and MR Imaging of the Whole Body. 4ª edição. Missouri: Mosby, Inc 2003; 724-764.
8. Paris SV. Anatomia em relação à função e à dor. Orthop Clin North Am 1983; 14: 475- 489.
9. Moore KL. As costas. In: Moore KL, editor. Clinically Oriented Anatomy. 3ª ed. Baltimore: Williams & Wilkins, 1992; 323- 372.
10. Firoozina H, Rauschning W. Anatomia correlativa da coluna vertebral e do seu conteúdo. In: Firoozina H, et al. (eds.). MRI e CT do Sistema Musculoesquelético. Missouri: Mosby Year Book, Inc 1992; 3- 56.
11. Dietz GW, Christensen EE. Contorno normal do "arco de Cupido" da coluna lombar inferior. Radiologia 1976; 121: 577- 579.
12. Coventry MB. Anatomia do disco intervertebral. Clin Orthop 1969; 67: 9.
13. Hicky DS, Hukins SWL. Estudos de difração de raios X sobre a disposição das fibras de colagénio no disco intervertebral fetal humano. J Anat 1980; 131: 81.
14. Coventry MB, Ghormby RK, e Kernohan JW. The intervertebral disc: its microscopic anatomy and pathology parallels changes in the intervertebral disc concomitant with age. J Bone Joint Surg 1945; 27: 460.
15. Wyke BD. A neurologia das articulações. Ann. R. Coll. Surg. Engl. 1967; 41: 25.
16. Crock HV, Yoshizawa. O fornecimento da coluna vertebral lombar. Clin Orthop 1973; 115: 6- 21.
17. Wiltse LL. Anatomia dos compartimentos extradurais do canal espinal

lombar: membrana peridural e bainha circunneural. Radiol Clin North Am 2000; 38 (6) : 1177 - 1206

18. Bogduk N. The lumbar intervertebral disc and low back pain (O disco intervertebral lombar e a dor lombar). Neurosurg Clin North Am 1991; 2(4): 791- 803.

19. Adams MA, Hutton WC, Scott JRR. A resistência à flexão da articulação intervertebral lombar. Spine 1980; 5: 245.

20. Potter RW, Adams MA, Hutton WC. Atividade física e força da coluna lombar. Spine 1989; 14: 201.

21. Keane GP. Fisiopatologia, neurofisiologia e bioquímica da dor lombar: o modelo de cascata degenerativa. In: Cole AJ, Herring SA, editores. The Low back pain hand book - A Practical guide for the Primary care clinician. 1ª edição indiana. Nova Deli: Jaypee Brothers; 1997; 19-30.

22. Alvarez JA, Russell HH. Estenose da coluna lombar: uma causa comum de dores nas costas e nas pernas. Am Family Physician 1998; 57(8).

23. Fagen CA. Reconhecimento e tratamento da radiculopatia. Neurosurg Clin North Am 1993; 4: 1- 12.

24. Lang DM. Tomada de decisão na doença do disco lombar. Clin Neurosurg 1992; 39:36.

25. Haughton VM, Edlevik OP, Magnaes B et al. Uma comparação prospetiva da tomografia computorizada e da mielografia no diagnóstico da hérnia discal lombar. Radiologia 1982; 142: 103- 110.

26. Teplick JG, Hasken ME. Tomografia computorizada da coluna lombar pós-operatória. Am J Neuroradiol 1983; 4: 1053- 1072.

27. Figueroa RE, Stone JA. Imagens de RM na doença degenerativa da coluna vertebral: Mielografia por RM e imagiologia dos elementos posteriores da coluna vertebral. In: Castillo M, editor. Spinal Imaging - State of the Art. 1.ª ed. Philadelphia: Hanley and Belfus, Inc, 2001; 105.

28. Hesselink JR. Imagiologia da coluna vertebral: História, Conquistas, Fronteiras Remanescentes. Am J Roentgenol 1988; 150: 1223- 9.

29. Patton DD, Woolfenden J. Radionuclide bone scanning in diseases of the spine. Radiol Clin North Am 1977; 2: 177- 202.

30. Aguila LA, Piraino DW, Modic MT, et al. O espaço intranuclear do disco intervertebral: imagem por ressonância magnética. Radiologia 1985; 155: 155-158.

31. Ricci C, Cova M, Kang YS, et al. Padrões normais dependentes da idade da distribuição da medula óssea celular e gorda no esqueleto axial: estudo de imagiologia por RM. Radiologia 1990; 177: 83- 88.

32. Grenier N, Kressel HY, Schiebler ML, et al. Estruturas espinais posteriores normais e degenerativas: imagiologia por RM. Radiologia 1987; 165: 517-525.

33. Yu SW, Haughton VM, Ho PS, et al. Alterações progressivas e regressivas do núcleo pulposo: Parte II, O adulto. Radiologia 1988; 169: 93-97.

34. Chung SA, Khan SN, Diwan AD. The molecular basis of intervertebral disc

degeneration (A base molecular da degeneração do disco intervertebral). Orthop Clin North Am 2003; 34: 209- 219.

35. Lipson SJ, Muir H. Proteoglycans in experimental intervertebral disc degeneration (Proteoglicanos na degeneração experimental do disco intervertebral). Spine 1984; 6: 194.

36. Jarvik JG, Deyo RA. Imagiologia da degenerescência do disco lombar e do envelhecimento, excluindo a hérnia discal. Radiol Clin North Am 2000; 38(6): 1255-1266.

37. Pope MH, Frymoyer JW, Krag MH. Diagnóstico de instabilidade. Clin Orthop 1992; 279: 60- 67.

38. Aprill C, Bogduk N. Zona de alta intensidade: um sinal de diagnóstico de discos lombares dolorosos na ressonância magnética. Br J Radiol 1992; 65: 361- 369.

39. Modic MT, Ross JS, Obuchowski N et al. RM com contraste e radiculopatia lombar aguda: um estudo piloto da história natural. Radiologia 1995; 195: 429- 435.

40. Modic MT, Pavlicek W, Weinstein MA, et al. Magnetic resonance imaging of intervertebral disc disease: clinical and pulse sequence considerations (Imagem por ressonância magnética da doença do disco intervertebral: considerações clínicas e da sequência de impulsos). Radiologia 1984; 152: 103- 111.

41. Yu S, Ho PS, Sether LM, et al. Degeneração do núcleo pulposo: imagem por RM. Apresentado na 73ª Assembleia Científica e Reunião Anual da Sociedade Radiológica da América do Norte, Chicago, IL, 1987.

42. Resnick D, Niwayama G, Guerra J Jr, et al. Fenómeno de vácuo na coluna vertebral: estudo anatómico e revisão. Radiologia 1981; 139: 341- 348.

43. Aoki J, Yamamoto I, Kitamura N, et al. Placa terminal da articulação vertebral: alterações degenerativas em adultos mais velhos. Radiologia 1987; 164: 411- 414.

44. Modic MT, Steinberg PM, Ross JS, et.al. Doença degenerativa do disco; avaliação de alterações na medula óssea vertebral com imagens de RM. Radiologia 1988; 166: 193199.

45. Modic MT, Feiglin DH, Prianio DW, et al. Osteomielite vertebral: avaliação por RM. Radiologia 1985; 157: 157- 166.

46. Tehranzadeh J, Andrews C, Wong E. Imagiologia da coluna lombar: variantes normais, armadilhas de imagem e artefactos. Radiol Clin of North Am 2000; 38(6): 1207- 1253.

47. Milette PC. Classificação, diagnóstico por imagem e caraterização por imagem da hérnia discal lombar. Radiol Clin of North Am 2000; 38(6): 1267- 1292.

48. Masaryk TJ, Ross JS, Modic MT, et al. Imagens de RM de alta resolução de discos intervertebrais lombares sequestrados. Am J Roentgenol 1988; 150: 1155-1167.

49. Firoozina H. Doenças degenerativas da coluna lombar. Em: Firoozina H, et

al. (eds.). MRI and CT of the Musculoskeletal System. Missouri: Mosby Year Book, Inc 1992; 57- 130.

50. Yu S, Haughton VM, Sether LA, Wagner M. Annulous fibrosus in bulging intervertebral discs. Radiologia 1988; 169: 761-763.

51. Yu S, Sether LA, Ho PS. Rupturas do anel fibroso: correlação entre RM e achados patológicos em cadáveres. Am J Neuroradiol 1988; 9: 367 - 370.

52. Ross JS, Modic MT, Masaryk TJ. Rupturas do anel fibroso: avaliação com imagens de RM com Gd-DTPA. Am J Neuroradiol 1989; 10: 1251-1254.

53. Firoozina H, Benjamin V, Kricheff II, et al. TC de hérnias discais da coluna lombar: correlação com achados cirúrgicos. Am J Roentgenol 1984; 142: 587- 592.

54. Kieffer SA, Sherry RG, Wellenstein DE, King RB. Bulging lumbar disc: myelographic differentiation from disc herniation with nerve root compression. AJR 1982; 138: 709- 716.

55. Williams AL, Haughton VM, Daniels DL, et al. Diagnóstico diferencial por TC do núcleo pulposo extrudido. Radiologia 1983; 148: 141- 148.

56. Hueftle M, Modic MT, Ross JS, et al. Coluna lombar: imagiologia por RM pós-operatória com Gd-DTPA. Radiologia 1988; 167: 817- 824.

57. Resnick D, Niwayama G. Hérnias discais intravertebrais: Nódulos cartilaginosos (nódulos de Schmorl). Radiologia 1978; 126: 57- 65.

58. Vande Berg BC, Galant C, Lecouvet FE, et al. O corpo vertebral lombar e a junção discovertebral: correlações anatómicas por imagem de rádio-RM. Radiol Clin of North Am 2000; 38(6): 1153- 1175.

59. Smith DM. Dor lombar aguda associada a um nódulo de Schmorl calcificado. Clin Orthop Rel Res 1975; 117: 193- 196.

60. Stabler A, Bellan M, Weiss M, et al. Imagem por RM de uma hérnia discal intra-óssea crescente (nódulo de Schmorl). Am J Roentgenol 1997; 168: 933- 938.

61. Weidner N, Rice DT. Material do disco intervertebral: critérios para determinar o provável prolapso. Hum Pathol 1988; 19: 406-410.

62. Lindblom K, Hultquist G. Absorção de tecido discal protuberante. J Bone Joint Surg [Am] 1950; 32: 557- 560.

63. Resnick D. Doenças degenerativas da coluna vertebral. Radiologia 1985;156:3-14

64. Modic MT, Masaryk TJ, Ross JS, et al. Imagiologia da doença degenerativa do disco. Radiologia 1988; 168: 177- 186.

65. Wybier M. Imaging of degenerative changes of the lumbar spine affecting structures other than the disc space (Imagiologia das alterações degenerativas da coluna lombar que afectam outras estruturas para além do espaço discal). Radiol Clin Of North Am 2001; 39(1): 101- 114.

66. Nizard RS, Wybier M, Laredo JD. Avaliação radiológica da instabilidade intervertebral lombar e da espondilolistese degenerativa. Radiol Clin of North Am 2001; 39(1): 55- 71.

67. Junghanns H. Espondilolistese sem fenda na articulação interfalângica. Arch

Orthop Unfallchir 1930; 29: 118- 267.

68. Modic MT, Masaryk TJ. Hérnia discal lombar e estenose espinal: avaliação prospetiva por RM com bobina de superfície, TC e mielografia. Am J Roentgenol 1986; 147: 757- 765.

69. Newman P, Stone K. A etiologia da espondilolistese. J Bone Joint Surg Br 1963; 45: 39

70. Pope M, Panjabi M. Definições biomecânicas da instabilidade da coluna vertebral. Spine 1985; 10:

71. Meyerding HW. Spondylolisthesis. Surg Gynecol Obstet 1932; 54: 371- 377.

72. Jackson D, Atlas S, Mani J, et al. Quistos sinoviais intra-espinhais: imagiologia por RM. Radiologia 1989; 170: 527- 530.

73. Liu SS, Williams KD, Drayer BP, et al. Quistos sinoviais da coluna lombossacra: diagnóstico por imagiologia por RM. Am J Roentgenol 1990; 154: 163- 168.

74. Epstein BS, Epstein JA, Jones MD. Estenose da coluna vertebral lombar. Radiol Clin North Am 1977; 15: 227- 239.

75. Dorwart RH, Volger JB III, Helms CA. Estenose espinhal. Radiol Clin North Am 1983; 21: 301-325.

76. OLmarker K, Rydevik B. Fisiopatologia da ciática. Orthop Clin North Am 1991; 22: 223- 234.

77. Verbiest H. Um síndroma radicular devido ao estreitamento do desenvolvimento do canal espinal lombar. J Bone Joint Surg Br 1954; 36: 230- 237.

78. Schonstrom N, Willen J. Imagiologia da estenose espinal lombar. Radiol Clin North Am 2001; 39(1): 31- 53.

79. Lutter LD, Langer LO. Sintomas neurológicos em anões acondroplásicos: tratamento cirúrgico. J Bone Joint Surg Am 1977; 59: 87- 92.

80. Firoozina H. Spinal stenosis. Em: Firoozina H, et al. (eds.). MRI and CT of the Musculoskeletal System. Missouri: Mosby Year Book, Inc 1992; 141- 206.

81. Ullrich CG, Binet EF, Sanecki MG, et al. Avaliação quantitativa do canal vertebral lombar por tomografia computorizada. Radiologia 1980; 134: 137- 143.

82. Arce D, Sass P, Abul-Khoudoud H. Recognising spinal cord emergencies. Am Family Physician 2001; 64(4).

83. Ross JS, Magaryk TJ, Modic MT. Lumbar spine. In: Stark DD, Bradly WG, editores. Magnetic Resonance Imaging (Imagem por Ressonância Magnética). 3ª ed. Mosby, Inc 1999; 1883- 1906.

84. Baker LL, Goodman SB, Perkash I, et al. Fracturas de compressão benignas versus patológicas dos corpos vertebrais: avaliação com imagens convencionais de spin eco, chemical shift e STIR. Radiology 1990; 174: 495- 502.

85. Laredo JD, Quessar AE, Bossard P, et al. Tumores e pseudotumores

vertebrais. Radiol Clin North Am 2001; 39(1): 137- 163.

86. Perrin RG, Laxton AW. Doença metastática da coluna vertebral: epidemiologia, fisiopatologia e avaliação de pacientes. Neurosurg Clin North Am 2004; 15: 365- 373.

87. Castillo M, Malko JA, Hoffman JC Jr. O disco intervertebral brilhante: Um sinal indireto de medula óssea espinal anormal em imagens de RM ponderadas em T1. Am J Neuroradiol 1990; 11: 23- 26.

88. Schweitzer ME, Levine C, Mitchell DG, et al. Bull's eyes and halos: useful MR discriminators for bony metastases. Radiology 1993; 188: 249- 252.

89. Aoki J, Tanikawa H, Ishii K, et al. Achados de RM sugestivos de hemossiderina em tumores de células gigantes do osso: Frequência, causa e significado diagnóstico. Am J Roentgenol 1996; 166: 145- 148.

90. Murphey MD, Flemming DJ, Torop AH, et al. Diferenciação imagiológica de quistos ósseos aneurismáticos primários e secundários com correlação patológica. Radiologia 1998; 209: 311.

91. Stabler A, Reiser MF. Imagiologia das infecções da coluna vertebral. Radiol Clin North Am 2001; 39(1): 115- 135.

92. Reider HL, Cauthen GM, Kelly GD, et al. Tuberculosis in the United States. JAMA 1989; 262: 385- 389.

93. Ridley N, Sheikh MI, Remedios D, et al. Radiologia da tuberculose esquelética. Ortopedia 1998; 21: 1213- 1220.

94. Sharif HS, Clark DC, Aabed MY, et al. Infecções granulomatosas da coluna vertebral: imagiologia por RM. Radiologia 1990; 177: 101- 107.

95. Mazanec D. Pseudospinal pain: conditions that mimeic spinal pain. In: Cole AJ, Herring SA, editores. The Low back pain hand book - A Practical guide for the Primary care clinician. 1ª edição indiana. Nova Deli: Jaypee Brothers; 1997: 97- 110.

96. Robertson HJ, Smith RD. Cervical myelography: review of practice and major complications. Radiologia 1990; 174: 79- 83.

97. Cunningham FG, Leveno KJ, Bloom SL, Hauth JC, Gilstrap III LC, Wenstrom KD, editores. Williams Obstetrics. 22ª edição. Nova Iorque: Mc Graw Hill; 2005: 973- 986.

98. Haughton VM. Imagens de RM da coluna vertebral. Radiologia 1988; 166: 297- 301.

99. Powell MC, Wilson M, Szypryt P, et al. Prevalência de degenerescência do disco lombar observada por ressonância magnética em mulheres assintomáticas. Lancet 1986; 2: 13661367

100. Miller JA, Schmatz C, Schultz AB. Degenerescência do disco lombar: correlação com a idade, sexo e altura da coluna vertebral em 600 espécimes de autópsia. Spine 1988; 13: 173.

101. Osborn AG, editor. Neurorradiologia Diagnóstica. 1ª edição indiana. Bangalore: Harcourt Brace & Company Asia PTE ltd; 1997: 820- 875.

102. Johnsson K, Rosen I, Uden A. The natural history of lumbar spinal stenosis (A história natural da estenose espinal lombar). Clin Orthop Rel Res

1992; 279: 82- 86.

103. Verbiest H. Claudicação intermitente neurogénica em estenoses absolutas e relativas do canal espinal lombar (ASCL e RSCL), em forames intervertebrais lombares estreitos e em casos com ambas as entidades. Clin Neurosurg 1973; 20: 204- 214.

104. Ross JS, Modic MT. Avaliação atual da doença degenerativa da coluna vertebral com ressonância magnética. Clin Orthop Rel Res 1992; 279: 68- 81.

105. Weinreb JC, Wolbarsht LB, Cohen JM, et al. Prevalência de anomalias do disco lombossacro em imagens de RM em mulheres grávidas e não grávidas assintomáticas. Radiologia 1989; 170: 125- 128

106. Jensen MC, Brant- Zawadzki MN, Obuchowski N, et al. Magnetic resonance imaging of the lumbar spine in people without back pain. N Engl J Med 1994; 331: 69- 73.

107. Stadnik TW, Lee RR, Coen HL, et al. Lágrimas anulares e hérnias discais: Prevalência e realce de contraste em imagens de RM na ausência de dor lombar ou ciática. Radiologia 1998; 206: 49- 55

108. Plecha DM. Tumores extramedulares da coluna vertebral. In: Haaga JR, et al. (eds.). CT and MR Imaging of the Whole Body. 4ª ed., Missouri: Mosby Inc., 2003; 765-7710. Missouri: Mosby, Inc 2003; 765-782

109. Yuh WT, Zachar CK, Barloon TJ, et al. Fracturas de compressão vertebral: distinção entre causas benignas e malignas com imagens de RM. Radiologia 1989; 172: 215- 218.

110. Baur A, Stabler A, Arbogast S, et al. Fracturas agudas de compressão vertebral osteoporóticas e neoplásicas: sinais de fluidos em imagens de RM. Radiologia 2002; 225: 730-735.

111. Resnick D, Niwayama G. Osteomielite, artrite séptica e infeção dos tecidos moles: esqueleto axial. In: Resnick D, editor. Diagnosis of bone and joint disorders. 2ª edição. Filadélfia: W B Saunders, 1988; 2619- 2646.

112. Holder CA, Melhem ER, Ross JS, Castillo M. New sequences for spinal MR imaging: Clinical applications. In: Castillo M, editor. Spinal Imaging - State of the Art. 1ª edição. Philadelphia: Hanley and Belfus, Inc, 2001; 17- 41.

113. Laredo J. Imaging of Low back pain I. Radiol Clin of North Am 2000; 38 (6): ix.

114. Dora C, Schmid MR, Elfring A, Hodler J, Boos N. Lumbar disc herniation: Do Os resultados das imagens de RM prevêem a recorrência após discectomia cirúrgica? Radiologia 2005; 235: 562- 567.

ANEXO

1. Personal details	
Name :	Age :
Sex :	Hospital No :
2. History of presenting complaint (low back pain)	
Onset - When and How :	Progression of complaint :
Location of pain :	Response to prior treatment (if any) :
Any other neurological complaints :	
3. Relevant Past and Family history	
Diabetes :	Tuberculosis :
Trauma :	Past surgeries :
4. Examination	
Vitals and General Examination:	
Brief Review of Systems:	

Local Examination:
 	
    - Posture and Gait:
 	
    - Range of movement:
 	
    - SLR (straight leg raising) test:
 	
    - Sensory Deficits:
 	
    - DTR (deep tendon reflexes):	

5. Investigations	
Laboratory : Hemoglobin, blood cell count, blood sugar level, Creatnine	
X-ray Lumbar spine (AP and Lateral view)	

RELATÓRIO DE RESSONÂNCIA MAGNÉTICA/FORMULÁRIO DE RECOLHA DE DADOS

1. Lumbar Spondylosis :	
Absent	present
2. Facetal joints hypertrophy :	
Absent/ present/ associated ligamentum flavum hypertrophy	
3. Spondylolisthesis :	
Absent/ present (vertebrae involved; grade)	
4. Canal stenosis :	
Absent / present (AP diameter in the mid sagittal image)	
5. Disk shape (at each of the levels – L2-3, L3-4, L4-5, L5-S1):	
Bulge (diffuse/ focal)	
Herniation/ protrusion	
Compression/ indentation on the thecal sac	
foraminal extension with or without root compression	
6. Any other associated findings :	
Visualized spinal cord and cauda equina	
Sacroiliac joints	
Pre and para vertebral soft tissues	
Other visualized organs/ structures	

Índice

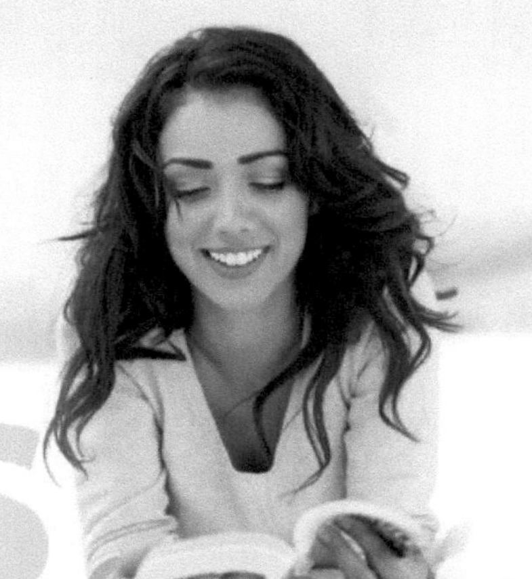

yes
I want morebooks!

Buy your books fast and straightforward online - at one of world's fastest growing online book stores! Environmentally sound due to Print-on-Demand technologies.

Buy your books online at
www.morebooks.shop

Compre os seus livros mais rápido e diretamente na internet, em uma das livrarias on-line com o maior crescimento no mundo! Produção que protege o meio ambiente através das tecnologias de impressão sob demanda.

Compre os seus livros on-line em
www.morebooks.shop

info@omniscriptum.com
www.omniscriptum.com

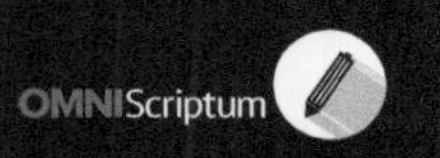

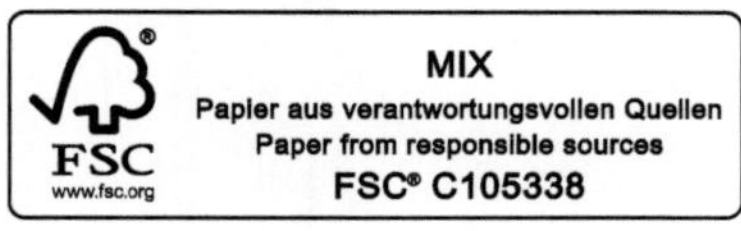

Printed by Books on Demand GmbH, Norderstedt / Germany